Die „Monographien aus dem Gesamtgebiete der Neurologie und Psychiatrie“ stellen eine Sammlung solcher Arbeiten dar, die einen Einzelgegenstand dieses Gebietes in wissenschaftlich-methodischer Weise behandeln. Jede Arbeit soll ein in sich abgeschlossenes Ganzes bilden. Diese Vorbedingung läßt die Aufnahme von Originalarbeiten, auch solchen größeren Umfanges, nicht zu.

Die Sammlung möchte damit die Zeitschriften „Archiv für Psychiatrie und Nervenkrankheiten, vereinigt mit Zeitschrift für die gesamte Neurologie und Psychiatrie“, und „Deutsche Zeitschrift für Nervenheilkunde“ ergänzen. Sie wird deshalb Abonnenten zu einem Vorzugspreis geliefert.

Manuskripte nehmen entgegen

aus dem Gebiete der Psychiatrie:	Prof. Dr. M. Müller, Rüfenacht (Bern), Hinterhausstraße 28
aus dem Gebiete der Anatomie:	Prof. Dr. H. Spatz, 6 Frankfurt (Main)-Niederrad, Deutschordenstraße 46
aus dem Gebiete der Neurologie:	Prof. Dr. P. Vogel, 69 Heidelberg. Voßstraße 2

Monographien aus dem Gesamtgebiete der Neurologie und Psychiatrie

Heft 123

Herausgegeben von

M. Müller-Rüfenacht (Bern) · H. Spatz-Frankfurt
P. Vogel-Heidelberg

Kurt Schmalbach

Experimentelle Untersuchungen über epileptische Reaktionen

Chronische Reizungen des sensomotorischen Cortex der Katze und des Kaninchens

Mit 36 Abbildungen

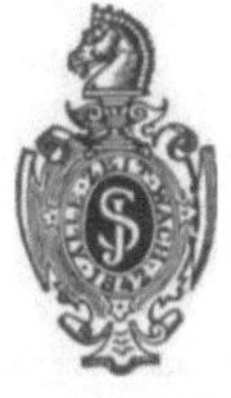

Springer-Verlag Berlin · Heidelberg · New York 1968

Dozent Dr. KURT SCHMALBACH, 2000 Hamburg 54, Ansgarweg 1 a
Aus der Neurologischen Universitätsklinik Hamburg-Eppendorf
(Direktor: Professor Dr. med. Dr. phil. R. JANZEN)

Library of Congress Catalog Card Number 68-13494

Titel-Nr. 6455

ISBN-13: 978-3-540-04279-2 e-ISBN-13: 978-3-642-86678-4
DOI: 10.1007/ 978-3-642-86678-4

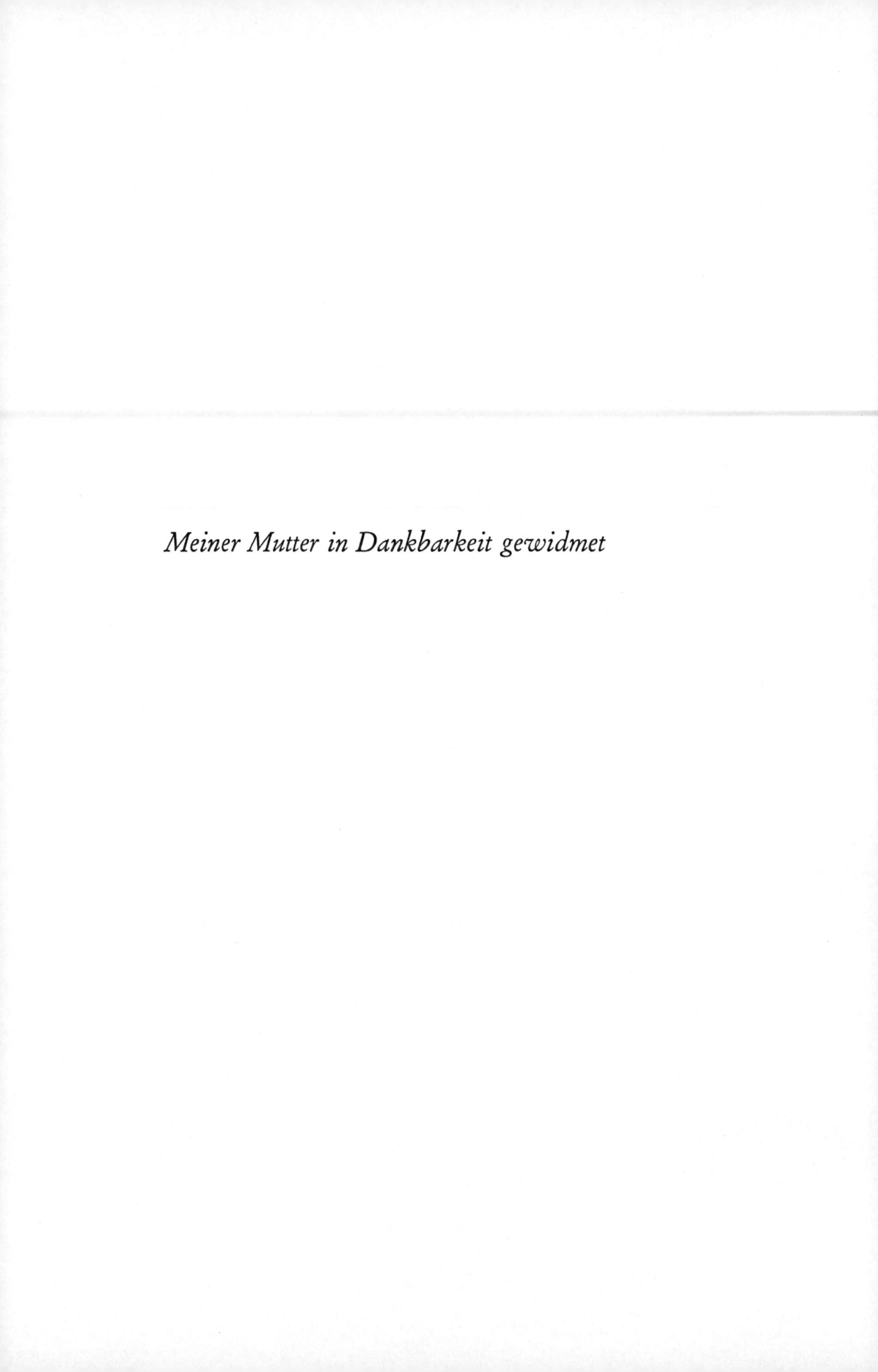

Meiner Mutter in Dankbarkeit gewidmet

Vorwort

Die vorliegende Arbeit wurde gefördert durch das großzügige Entgegenkommen von Prof. Dr. Dr. R. JANZEN, der es ermöglichte Tierhaltung und Labor in unmittelbarer Nähe zu haben, eine so wesentliche Voraussetzung für eine lückenlose Tierbeobachtung.

Außerdem bin ich ihm für den Zugang zu dem Patientenmaterial der Klinik zu Dank verpflichtet. Es ist mir eine angenehme Pflicht, an dieser Stelle meiner seinerzeitigen Assistentin Frl. JUTTA KLEIM für ihre uneingeschränkte Hilfe und Einsatzbereitschaft zu danken.

Der Verfasser

Inhaltsverzeichnis

I. Einleitung 1
Der chronische Reiz in der experimentellen Epilepsieforschung und Beziehung zu Problemen der klinischen Epilepsieforschung 2

II. Hauptteil 4
A. Klinische Probleme 4
Das Kojewnikow-Syndrom der Humanpathologie als Ansatz für experimentelle Untersuchungen am Tier nach Aluminiumhydroxyd-Herd 4

B. Tierexperimentelle Untersuchungen 6
a) Material und Methode 6
1. Tiermaterial 6
2. Elektroden 7
3. Untersuchungen zum Problem „Stress und EEG“ am Kaninchen 8
4. Tierhaltung 9
5. Herdapplikation und akute Präparation 10
6. Ethologische Untersuchungen 10
7. Elektrodenkontrollen 10
8. Dokumentation 10

b) Ergebnisse 12
1. Focusdosimetrie 12
2. Verlaufsuntersuchungen 13
3. Ethologische Untersuchungen 15
4. Die Entwicklung der epileptischen Reaktionen, dargestellt an Einzelverläufen 16
5. Anfallbeschreibungen 19
6. Besprechung der Anfälle und der Seitenlokalisation motorischer Phänomene 25
7. Die „Anfallremissionen“ 28
8. Eigenarten des motorischen Cortex der Katze und des Kaninchens 29
9. Ursachen für das jeweilige Auftreten von Krampfanfällen 29
10. Elektrencephalographische Befunde 31

III. Diskussion 67

IV. Zusammenfassung 69

Literatur 70

Sachverzeichnis 74

I. Einleitung

Versucht man einen Einblick in die historische Entwicklung der Forschung über das Epilepsie-Problem, insbesondere der experimentellen Untersuchungen zu erlangen, und überblickt zu diesem Zweck die größeren historischen Zusammenfassungen, die in den letzten zwei Dekaden über dieses Thema erschienen sind (TEMPKIN [95]; PENFIELD und JASPER [68]; LENNOX [59] und TOWER [97]), so erkennt man, ganz abgesehen von der Ausrichtung der einzelnen Autoren auf ihr jeweiliges Spezialgebiet, daß in zunehmendem Maße auch Experimenten mit chronisch wirkenden Reizen mehr Aufmerksamkeit geschenkt und Bedeutung beigemessen wird. Besonders deutlich wird diese Entwicklung, wenn man sich vergegenwärtigt, daß noch in der 1950 erschienenen

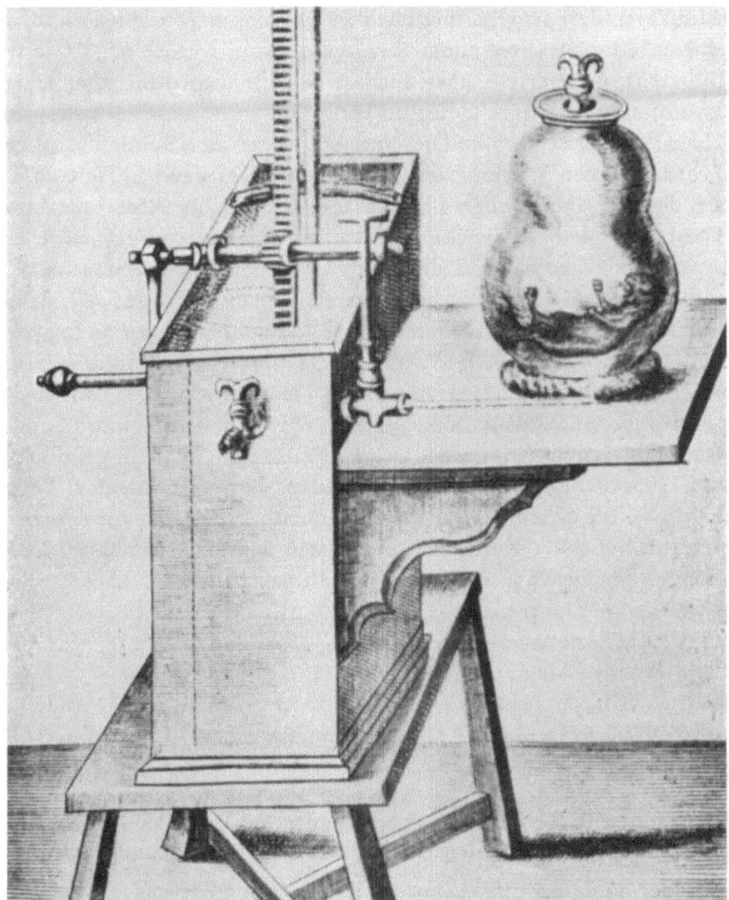

Abb. 1. Unter Luftentzug krampfende Katze. BOYLE, nach TOWER [97]

französischen Übersetzung des Moruzzischen Werkes [62] „L'epilepsia experimentale" die bereits 1942 von NICOLAS und LENORE MOLTON KOPELOFF [53] entdeckte Methode der sog. „chronischen epileptogenen Foci" mit lokaler Alaunapplikation nicht erwähnt wird.

Diese Methode scheint in der Tat ein Modell einer Epilepsieform darzustellen, die menschlichen Erkrankungen nicht nur vergleichbar ist, sondern an dem sich auch für humanmedizinische Fragen verbindliche Antworten finden lassen können, wenn etwaige Schlüsse mit Vorsicht und unter kritischer Betrachtung der klinischen Problematik ausgewertet werden.

Diese zurückhaltende Formulierung hat ihre Begründung in jenen zahlreichen Ab- und Irrwegen, auf die die Forschung über epileptische Reaktionen (GRUHLE [34]) Kliniker geführt hat, andererseits aber auch in den oft nicht hinreichend kritisch bewerteten Beobachtungen früherer Untersucher.

Es seien hier nur kurz erwähnt: Die Untersuchungen der Schule des HIPPOKRATES aus dem 5. vorchristlichen Jahrhundert am Gehirn krampfender Tiere und die von BOYLE [5] aus dem 17. Jahrhundert nach der Zeitwende über Krampfreaktionen verschiedener Tierspecies (Abb. 1) bei Luftentzug. — Durchaus tiefgreifende Folgen für anfallkranke Menschen aber hatten die Untersuchungen BROWN-SEQUARDs [8] über eine Reflexepilepsie des Meerschweinchens, die erst durch PAGNIEZ [66] als eine ektoparasitär verursachte Reaktion aufgeklärt wurde. Zu ähnlichen verhängnisvollen Fehlwegen führten DANIELOPOLUSs [13] Anschauungen über das angebliche Verschwinden einer cerebralen Übererregbarkeit etwa nach Denervation des Carotissinus, und schließlich seien hier auch jene übersteigerten Hoffnungen erwähnt, die an die Exstirpation des Schläfenlappens bei sog. Temporallappenepilepsien geknüpft wurden, obwohl schon 1951 vorgenommene Herdexstirpationsversuche der Kopeloffschen Arbeitsgruppe [10], die SCHMALBACH [77] später durch ergänzende Untersuchungen noch erweiterte, zu äußerster Zurückhaltung hätten veranlassen müssen. Die genannten Entwicklungen scheinen nur schwer verständlich, haben sie doch u. a. zwei Ursachen, die im wesentlichen überwindbar sein müßten:

1. die zu strikte Abgrenzung des klinisch arbeitenden Arztes gegenüber dem experimentell wirkenden Mediziner und

2. jene geistige Grundhaltung, die E. BLEULER [3] 1921 in seiner Studie über „das autistisch undisziplinierte Denken in der Medizin und seine Überwindung" dargestellt hat.

Der chronische Reiz in der experimentellen Epilepsieforschung und Beziehung zu Problemen der klinischen Epilepsieforschung

Zu Beginn der vierziger Jahre untersuchte NICOLAS KOPELOFF zusammen mit LENORE M. KOPELOFF [53], am Psychiatrischen Institut der Stadt New York als Bakteriologen arbeitend, eine Reihe von Chemikalien und immunologischen Reagenzien mit dem Ziel, am Tierhirn ein Arthus-Phänomen zu produzieren. Gemeinsam mit BARRERA brachten die genannten Autoren ein unter sorgfältigen aseptischen Kautelen hergestelltes Aluminiumammoniumsulfatgel auf die Hirnrinde von Kaninchen. Ihre Absicht war es, die Tiere damit zunächst zu sensibilisieren und später zur Auslösung einer hyperergischen Reaktion ihnen parenteral das Agens erneut beizubringen. Ehe es aber zu diesem zweiten Teil ihres Experimentes kam, traten bei den Versuchstieren Krampfreaktionen auf, die sich nicht als hyperergische Reaktion erklären ließen, sondern als direkte Folge einer chronischen Irritation durch die aufgetragene Paste. Die Substanz hatte histologisch lediglich zu einer meningocorticalen Reaktion geführt, sonst aber ließen sich keine unmittelbaren oder mittelbaren Folgen histologisch nachweisen. Später untersuchten POPE, MORRIS et al. [*70*] in einer vergleichenden Untersuchung am cerebralen Cortex des Menschen und des Affen Aluminiumhydroxyd-Herde (ALHY) mit histochemischen Methoden und fanden vor allem eine Zunahme von Enzymaktivität der Cholinesterase beim Vergleich von Hirngebieten, die pathologische EEG-Phänomene geboten hatten, mit normalen Bezirken. KOPELOFF [*54*] empfahl später ein kommerziell hergestelltes Aluminiumhydroxyd (ALHY) und STEINMANN und SCHMALBACH [*90*] gebrauchten ebenfalls ein gelförmiges ALHY, das im Handel erhältlich ist, das Aludrox. Im weiteren Verlauf ihrer Untersuchungen führten KOPELOFF und PACELLA [*64*] auch Untersuchungen an anderen Tierspecies, insbesondere an Affen, durch, bei denen es gleichfalls zu epileptischen Reaktionen auf das Agens kam. Auch Herdexcisionen wurden schon bald (1947) eingeleitet, außerdem Aktivationsuntersuchungen zusammen mit CHUSID und bereits 1951 [*10*] wurde dann die erwähnte Versuchsserie veröffentlicht, bei der es bei einigen Tieren ein Jahr nach Herdabtragung wieder zu Anfällen gekommen war, die die Autoren auf ein erhalten gebliebenes Narbengewebe zurückführten. Immerhin hatte sich auch hier, wie noch klarer bei der genannten Untersuchung von SCHMALBACH [*77*], der epileptische Prozeß auch ohne die auslösende Substanz verselbständigt, außer der Vergleichbarkeit des Modells mit der traumatischen Frühepilepsie beim Menschen war hier ein der traumatischen Spätepilepsie vergleichbarer Zustand eingetreten. Bei intracerebraler Applikation der Substanz in Tiefen von 0,4—0,6 mm am Affen sahen CHUSID, KOPELOFF und KOPELOFF [*10*] 1953 Kojewnikow-Syndrome, die sich dann später aber zu Jackson-Krisen ausweiteten. — Im Jahre 1954 faßten KOPELOFF, CHUSID und KOPELOFF ihre Arbeiten [*54*] mit der chronischen Epilepsie beim Makaken zusammen.

Auffallenderweise gelang es weder den genannten Autoren noch anderen (STEINMANN [*87*]), mit dem ALHY-Gel bei der Ratte epileptische Reaktionen auszulösen. Es war wiederum L. M. KOPELOFF [*55*] vorbehalten, mit Kobalt in amorpher Pulverform auch bei dieser Tierspecies Krampfreaktionen zu erreichen.

Zwar sind außer der Kopeloffschen Methode auch andere zur Erzeugung eines chronischen epileptogenen Herdes verwandt worden. So ist u. a. die örtliche Einwirkung von Penicillin am Hirn, über die BUSHE [*9*] ausführlich berichtet hat, gleichfalls zufällig entdeckt worden. Außerdem hat MORELL [*61*] in neuerer Zeit Untersuchungen über chronische epileptogene Läsionen, die auf den Untersuchungen OPENCHOWSKIS [*63*] und SPERANSKIS [*85*] gründen, mit lokal angewandtem Chloräthyl-Spray an der Hirnrinde Untersuchungen durchgeführt und ebenfalls, allerdings schneller als dies bei der Kopeloff-Methode der Fall ist, epileptogene Herde erreicht. Die Kopeloff-Methode jedoch, bei der es zwischen dem Herdsetzen und dem Ausbruch der Anfälle ein Intervall von wenigstens 3 Wochen bis über ein Jahr gibt, hat vor den anderen Methoden noch weitere Vorzüge, die ihr einen sicheren Platz in der Epilepsieforschung erwirkt haben: Mit ihr ist wenigstens am Cortex eine genaue Placierung der epileptogenen Läsion möglich. Bei subcorticalen Herden ist dies rein technisch naturgemäß schwieriger (Gefahr der Infestion des Stichkanals), jedoch auch gelöst [*78 b*]. Beide Vorteile, die langsame Entwicklung und die genaue Plazierbarkeit, ermöglichen es, die Reaktionen vom Setzen des Herdes bis zum Auftreten epileptischer Phänomene genau zu studieren.

Auch die vorliegende Untersuchung bedient sich in ihrem experimentellen Teil der ALHY-Methode in der Absicht, eine klinischen Fällen vergleichbare Frühepilepsieform zu untersuchen. Um aber eine möglichst nahe Vergleichbarkeit mit klinischen Entwicklungen zu erhalten, und auch das weitere Schicksal der Tiere nach Ausbruch der Erkrankung genauer studieren zu können, mußte die Methode, abgesehen vom chronischen Herd, auch in einer anderen Hinsicht chronisch sein und den sehr hart formulierten Anforderungen M. BRAZIERS [*7*] genügen, am nicht anaesthesierten, nicht aufgespannten und frei beweglichen Tier durchgeführt werden, so daß am Ende nicht mehr von einer „pathologischen Physiologie des anaesthesierten und chirurgisch verstümmelten Tieres“ gesprochen werden konnte.

Schon GRÜTTNER [*33*] hatte bei seinen Untersuchungen an Kaninchen auffallende Differenzen zwischen dem aufgespannten und nicht-aufgespannten Tier, nämlich ein Verschwinden der sog. Feldeigenströme KORNMÜLLER beschrieben, doch blieben in seiner Untersuchung noch einige Unsicherheiten und offene Fragen. So war es kaum erklärlich, warum seine Ergebnisse inkonstant blieben, und seine Erklärungsversuche konnten die genannten Diskrepanzen nicht befriedigend erklären. Es schien daher zunächst wichtig, diese methodischen Mängel zu klären und dann eine Methode zu verwenden, bei der solche Fehlerquellen nicht mehr auftreten konnten.

Wie im Tierexperiment, so werden auch in der klinischen Medizin Anfälle als allgemeine Hirnreaktionen unter den verschiedensten Bedingungen beobachtet, wobei die primäre Störung durchaus nicht eine cerebrale sein muß. Unter diesem Aspekt ist die hier verwandte Kopeloff-Methode auch nur *ein* Modell von vielen möglichen zur Erzeugung epileptischer Reaktionen. Es kommt, wie bereits erwähnt, der traumatischen Frühepilepsie am nächsten. Auch dabei treten in der akuten Phase nicht notwendigerweise schon Anfälle auf, sondern diese werden erst im weiteren Verlauf der Erkrankung manifest, können sich dann aber je nach Art und Sitz der Störung wieder zurückbilden. Die bei der Kopeloff-Methode verwandte Herdform ist vergleichbar einem streng lokalisierten Prozeß in der Humanpathologie. So entstand die Frage, ob die Phänomene, die in der klinischen Medizin auftreten, im Tierexperiment reproduziert werden können, und falls dies der Fall war, ob eine Aufklärung der bei klinischen Fällen beobachteten Phänomene und Verläufe aus dem Tierexperiment möglich sein würde. Aus diesem Grunde sollen an den Anfang dieser Untersuchung einige klinische Fälle gestellt werden, die durch ihre Symptomatologie die hier bereits skizzierten Fragen verdeutlichen.

II. Hauptteil

A. Klinische Probleme

Das Kojewnikow-Syndrom der Humanpathologie als Ansatz für experimentelle Untersuchungen am Tier nach Aluminiumhydroxyd-Herd

An den Beginn eines solchen Vergleiches zwischen Tierbefunden und Krankheiten des Menschen soll die Feststellung gestellt werden, daß solche Parallelen nur aufgestellt werden im Bewußtsein der Warnungen vor einer Überwertung experimentell am Tier erhobener Befunde (JANZEN [*42*], FRAUCHIGER [*26*]).

Die Epikrisen einiger beobachteter Krankheitsverläufe sind folgendermaßen angeordnet:

Beginnend mit dem leichtesten Verlauf und ausschließlichem Kojewnikow-Syndrom, enden sie mit letal ausgehenden Erkrankungen, bei denen sowohl generalisierte Anfälle als auch Anfälle vom Typ der Epilepsia partialis continua auftraten:

1. *D. Sch.* Prot.-Nr. 14 858/63), 11 jähr. Junge erleidet im Straßenverkehr ein perforierendes Schädelhirntrauma mit rechts parietaler Hirnquetschung, ohne dabei je das Bewußtsein zu verlieren. 9 Tage danach Auftreten eines Kojewnikow-Syndroms im linken Gesichtsbereich. Auf Phenobarbitalgabe Aufhören der Zuckungen; als der Luminaleffekt abklingt, der Pat. wieder unruhiger wird, treten die Zuckungen wieder auf. Luminal kupiert das Syndrom erneut.

2. *E. R.* (Prot.-Nr. 26 074/62), 23jähr. Mann erleidet im Zustand der Alkoholintoxikation ein schweres stumpfes Schädeltrauma, in dessen Gefolge ein linksseitiges subdurales Hämatom auftritt, das operativ beseitigt wird; eine eingetretene Hemiparese bildet sich zurück, nun aber tritt ein rechtsseitiges Kojewnikow-Syndrom im Mundwinkelbereich hervor, das weder durch Pernocton noch durch Hydantoin zu unterbrechen ist, jedoch durch Luminal. Anschließend auch langsames Zurückgehen einer Aphasie, Alexie und Agraphie.

3. *J. S.* (Prot.-Nr. 23 614/62), 75jähr. Pat. erleidet im schweren Alkoholrausch ein Schädelhirntrauma mit multiplen Frakturen der Schädelkalotte. Kurz danach tritt ein rechtsseitiges subdurales Hämatom auf, das ausgeräumt wird. Am Tage danach linksseitiges, Gesicht und Arm erfassendes Kojewnikow-Syndrom, das weder auf kurzwirkendes Barbiturat noch auf Hydantoin anspricht. Die Zuckungen kommen erst kurze Zeit ante finem zu Ende.

Die Sektion ergibt eine Nachblutung. Die irritative Noxe (FOERSTER [*25*]) war bestehengeblieben.

4. *M. W.* (Prot.-Nr. 14 075/64), 83 jähr. Frau mit langer Geschichte bronchopneumonischer Erkrankungen. Sie kommt in einem Zustand versagenden Lebenswillens ins Krankenhaus und wird wegen ihrer Bronchopneumonie mit Erfolg behandelt. Als sich ihr Allgemeinzustand bessert, tritt eine Epilepsia partialis continua der linken Hand, des linken Armes und der linken Gesichtshälfte auf. Die Pat. stirbt an Kreislaufversagen. Die makroskopische Hirnsektion ergibt weder an den Hirnhäuten noch am Hirn pathologische Befunde. Es findet sich lediglich eine Bronchopneumonie.

5. *S. F.* (Prot.-Nr. 4952/62), 7 Monate altes Kind, von hydrocephaler Kopfform. Erhöhter Schädelinnendruck, gespannte Fontanelle. Die linke Großhirnhemisphäre wird freigelegt; man sieht die Membranbildung über den Hemisphären, ein Fehlen der Falx cerebri; in einer zweiten Sitzung wird die rechte Hemisphäre freigelegt. Ausräumen eines subduralen Hämatoms, beiderseits Entfernen von Membranen. Nach den Operationen wird das Kind hinfällig. 2 Tage nach der letzten Operation treten rechtsbetonte generalisierte Krampfanfälle auf, die unter Hydantoingabe abklingen, bestehen bleiben dann lediglich Zuckungen im Gesicht rechts, d. h. des rechten Mundwinkels, die erst allmählich abklingen. Bei nach $1^1/_2$ Monaten auftretender Hirndrucksteigerung erneute Krampfanfälle, 3 Monate nach der Entlassung hat sich das Kind besser entwickelt und ist krampffrei geblieben.

6. *K. D. P.* (Prot.-Nr. 28 307/64), 26jähr. Mann, bei dem vor 6 Jahren eine Encephalomyelitis disseminata diagnostiziert wurde. Der Pat. hatte drei Wochen nach der Aufnahme eine generalisierte Konvulsion. Bei zwar multilokulärer neurologischer Symptomatik fand sich kein charakteristisches Liquorsyndrom. Vor 4 Jahren ein Ikterus, seither im ganzen 6 Anfälle. Im EEG wurde eine rechtshirnige Störung gefunden. Wird mit Hydantoin behandelt. Daraufhin 3 Monate lang kein Anfall, dann aber Auftreten von anhaltenden Zuckungen am linken Oberarm, die auch die Halsmuskulatur ergreifen. Lumbalpunktion, Hydantoin und eine Mischung von Hydantoin und Phenobarbital beeinflussen das Krankheitsbild nicht. Nach Pneumencephalographie und nur Phenobarbitalgabe kommt das Kojewnikow-Syndrom zum Stehen.

7. *K. G.* (Prot.-Nr. 2130/30), 72jähr. Frau kommt im Zustand hochgradiger Macies in die Klinik. Reflextätigkeit rechts lebhafter als links, Babinskisches Zeichen beiderseits fraglich positiv. Beim Waschen der Kranken wird ein Streckkrampf beobachtet, nach dem die Pat. erst am Abend wieder ansprechbar wird. 4 Tage später tritt ein Kojewnikow-Syndrom auf, das den rechten Arm, das rechte Bein, aber auch die linke Gesichtshälfte erfaßt. Intravenös

appliziertes Hydantoin wirkt nicht durchgreifend, bringt zwar die Jackson-Abläufe [*40*] zum Halten, nicht aber die Kojewnikow-Anfälle. 7 Tage nach der Aufnahme kommt die Kranke ad exitum. Die Sektion erwies ein metastasierendes Fibrosarkom der Lunge.

8. *E. D.* (Prot.-Nr. 18 864/62), 76jähr. Diabetikerin erleidet einen Autounfall, bei dem es zu einem schweren Schädelhirntrauma und einer Beckenfraktur kommt. Der Diabetes entgleitet der Kontrolle; nach einem Monat entwickelt sich ein subdurales Hämatom. Dabei kommt es zu einer innerhalb 2 Tagen auftretenden schlaffen Hemiparese links. Am gleichen Abend entwickelt sich ein Kojewnikow-Syndrom, das den linken Arm und das linke Gesicht erfaßt. Eine Carotisangiographie rechts zeigt eine plattenförmige Abdrängung der Rindengefäße. Bei beidseitiger Trepanation findet sich eine braune Flüssigkeit, die weitmöglich ausgeräumt wird. Die Kranke aber erholt sich nicht, linksseitige Zuckungen halten an und generalisieren bisweilen, unter diesen Erscheinungen kommt die Pat. ad exitum. Die Sektion ergibt ältere subdurale Hämatome, sowie eine eitrige Pachy- und Leptomeningitis über der Großhirnkonvexität.

Das Kojewnikow-Syndrom weist hin auf einen Focus der sensomotorischen Rinde und zeigt den bemerkenswerten Tatbestand, daß die Hemmungsmechanismen offenbar so ausgeprägt sind, daß der Übergang in den Jackson-Anfall, dessen Einleitung es ist, ausbleibt. Das interessante Phänomen, das aus dem anatomischen Befund nicht geklärt werden kann, bedarf der Auflösung durch patho-physiologische Untersuchungen und verspricht eine Einsicht in einen Teilmechanismus fokaler epileptischer Reaktionen. Damit ist der Ansatz für die nachfolgenden Untersuchungen gegeben. Zunächst mußte die Aufgabe gelöst werden, ein entsprechendes Modell zu schaffen. Das war die Hauptaufgabe dieser Arbeit. Teilergebnisse von allgemeiner Bedeutung werden mitgeteilt, weil daraus sich unser Ansatz rechtfertigt.

B. Tierexperimentelle Untersuchungen

a) Material und Methode

1. Tiermaterial

Die tierexperimentellen Untersuchungen wurden an Kaninchen und Katzen beiderlei Geschlechtes durchgeführt, insgesamt an 69 Tieren. Dabei wurden außer den in den „Untersuchungen zum Stressproblem", den Nachuntersuchungen der Grüttnerschen Arbeit [*33*], lediglich ausgewachsene Tiere verwandt: Die Kaninchen wogen zwischen 2500 und 3200 g, die Katzen zwischen 2400 und 4500 g. Im einzelnen wurden die Experimente an 23 Kaninchen und 46 Katzen durchgeführt. Von den Kaninchen trugen 13 ALHY-Herde, die Kopeloffsche Substanz. Die Größe der Herde betrug 0,05—0,09 ml. Auf die Bedeutung der unterschiedlichen Herdgrößen wird später noch einzugehen sein. Bei 10 der Herdkaninchen kam es zu Anfallsperioden. 6 der untersuchten Tiere trugen 10 Elektroden zur Registrierung corticaler Phänomene; 2 waren mit je 20 Elektroden und 2 mit je 50 Elektroden versehen, davon je 10 Elektroden für den Abgriff corticaler Phänomene. Die restlichen 40 Elektroden waren Tiefenelektroden für die Ableitung aus subcorticalen Gebieten.

Von den untersuchten Katzen hatten 32 Tiere ALHY-Herde erhalten, und zwar 30 vorwiegend im Bereich der beiden Gyri sigmoidei, als präzentrale Herde bezeichnet, 2 Kontrolltiere trugen ALHY-Herde über dem Sylviischen Bereich, d. h. dem temporalen Cortex, und dem Gyrus posterior lateralis, dem occipitalen Cortex. Auf die genaue Herdlokalisation wird im Zusammenhang mit den Anfällen eingegangen.

7 der Katzen waren männlichen, 28 Tiere weiblichen Geschlechtes. 23 Katzen trugen Elektrodenanlagen: 3 Tiere waren Normalkontrollen, 4 hatten Elektrodenanlagen mit je 10, 4 mit je 20 und 12 mit je 50 Elektroden.

2. *Elektroden*

Zur Registrierung corticaler Potentiale wurden kurze Silberschrauben (1,3 mm ∅) verwandt, die in die Lamina externa und interna eingeschraubt wurden, aber durch eine Arretierung die Dura nicht verletzen konnten. Diesem Elektrodentyp wurde der Vorzug gegeben, da er Insertionsblutungen vermeidet. Bei der Fragestellung war eine Differenzierung zwischen den von der Dura abgegriffenen Potentialen und unmittelbar corticalen Abgriffen nicht von Bedeutung. Für subcorticale Ableitungen wurden zunächst Antaeos-Fissurensonden, fein rund (nach persönlichen Angaben von STEINMANN), die mit Formadurlack lackiert und isoliert waren, verwandt. Dieser Lack hat den Vorteil, daß er keine freien Phenolgruppen enthält und dadurch kaum von toxischem Einfluß auf das umgebende Gewebe ist (FISCHER, W., G. C. SAYRE und R. G. BICKFORD [*22*]). Für Multielektroden wurde dagegen der von B. A. JONES [*47*] zur Registrierung von Muskelpotentialen angegebene Nichrome Draht der Greening-Wire-Ltd. Kanada modifiziert (Abb. 2).

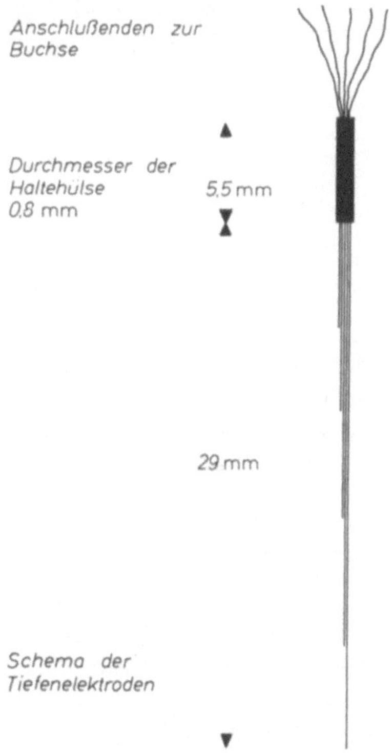

Abb. 2. Schematische Darstellung einer der verwandten Multielektroden

Die Stärke des Einzeldrahtes betrug 0,013 mm, die Isolation entsprach denen der oben beschriebenen Elektroden, der Widerstand des Drahtes lag bei 26,25 Ω/Ft. 5 solcher Drähte verschiedener Länge wurden in einer Elektrode vereint und mit einem thermoplastischen Kleber geformt und festgebrannt. Diese Methode wurde anderen (DELGADO [*15*]) vorgezogen, da mit ihr eine Vielzahl von Punkten über einen langen Zeitraum erfaßt werden konnten, durch die geringe Stärke des Einzeldrahtes akzidentelle Blutungen vermieden wurden und der Nichrome-Draht ohne für die Registrierung wesentliche entzündliche Gewebsreaktionen vertragen wurde.

Stecker-Buchsen-Anlage: Für den Potentialabgriff war es wichtig, eine nicht zu schwere, die Tiere nicht stärker behindernde Stecker-Buchsen-Kombination zu finden, die gleichzeitig sicher funktionierte. Hierfür bewährten sich die Mikrominiaturstecker- und Buchsenleisten der Fa. Tuchel (Abb. 3) mit 10, 28 oder 50 Anschlüssen.

Die EEG wurden mit einem 12-Kanal-Schwarzer-Direktschreiber registriert. Zu dem üblichen Schwarzer-Anschluß mußte ein Zusatzkabel für die Verbindung zur Miniaturbuchse angefertigt werden, das ein schnelles Überwechseln von einer Ableiteserie auf eine andere erlaubte, und zwar sowohl beim Einzeltier mit 50 Abgriffen, als auch im Falle eines Anfalles von Tier zu Tier.

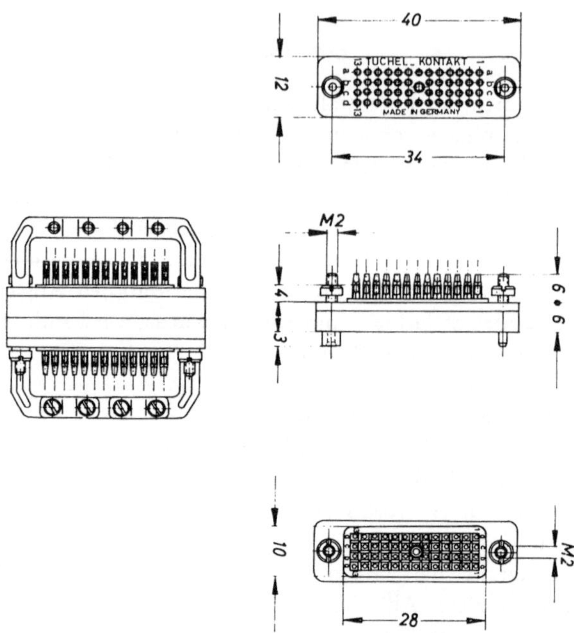

Abb. 3. Tuchel-Kontakte (mit Genehmigung der Tuchel-Kontakt GmbH)

Die Ableitungen wurden im Wach- und Schlafzustand durchgeführt. Die Tiere befanden sich dazu in einem verschließbaren, meist aber offengehaltenen Glaskasten. Längere Zeit nach dem Ende der Anfallserien wurden auch 18 Pentylenetetrazol-Aktivationen (Cardiazol, 15 mg/kg) durchgeführt.

3. Untersuchungen zum Problem „Stress und EEG" am Kaninchen

Da die Untersuchungen zum Stressproblem am Kaninchen eine der methodischen Voraussetzungen für die weiteren Untersuchungen darstellen, soll hier auf die Nachuntersuchungen der Grüttnerschen Versuche eingegangen werden.

Kornmüller [56] hatte 1937 bei der Beschreibung der „Graphoelemente" (Kugler [58]) der Kaninchen über Feldeigenströme berichtet und besonders über der Area praecentralis agranularis des Kaninchens eigenartige Potentiale erfaßt. Diese waren dadurch ausgezeichnet, daß sie periodisch, häufig in unregelmäßigen Abständen und mit ungleicher Amplitude als Gruppen von Abläufen mit einer durchschnittlichen Frequenz von 15/sec auftraten. Entsprechend der damals verwandten Methodik wurden sie erlangt bei Tieren, die auf ein Tierbrett aufgespannt und zusätzlich mit einem strammsitzenden Kopfhalter fixiert waren. Schon 1942/43 untersuchte Grüttner dieses Phänomen genauer, und zwar nunmehr am nichtaufgespannten Kaninchen. Er fand, daß dabei die sog. Feldeigenströme Kornmüllers [56] erheblich seltener zu erfassen waren, stellte aber fest, daß auch von der Rinde des nichtaufgespannten Kaninchens „Feldeigenströme" abzuleiten waren, jedoch nur, wenn dies sich vollkommen ruhig verhalte. Da die Untersuchungen damals noch keine endgültigen Schlüsse über das Auftreten und Verschwinden der Feldeigenströme zuließen, postulierte er schon, daß die Untersuchungen mit einer verbesserten Untersuchungstechnik wiederholt werden müßten. Ein wesentlicher Unterschied zwischen der damaligen Untersuchungstechnik und der hier angewandten bestand nicht so sehr in der Art der Ableitelektroden, sondern darin, daß sie jetzt bei der Operation in einem Paladurträger eingegossen wurden, damit fixiert blieben und es erlaubten, ohne eine Behinderung der Tiere die Potentiale abzugreifen. Akute Präparationen wurden für die Einzelableitung damit überflüssig, die Tiere konnten völlig frei in einem für sie gewohnten Milieu abgeleitet werden. Hier lag der entscheidende Unterschied der jetzigen Untersuchungen zu den Grüttnerschen Versuchen. Damals nämlich waren zwar die Tiere nicht aufgespannt abgeleitet worden, aber die Präparation, die akut durchgeführt wurde, hatte die Tiere doch einem erheblichen Stress ausgesetzt, der, wie sich zeigen sollte, zu den von GRÜTTNER beschriebenen Schwankungen führte.

In 32 Versuchen mit 7 Normaltieren wurden sowohl Ableitungen im freien Zustand wie auch mit Fesselung der Tiere in der gleichen Weise, wie sie von KORNMÜLLER durchgeführt worden war, und anschließender Befreiung der Tiere vorgenommen. Es zeigte sich bei allen adulten Tieren ein sofortiges Verschwinden der Feldeigenströme nach Befreiung und ein Auftreten der gleichen Phänomene nach unterschiedlichen Zeiträumen bei Fesselung. Eine Ausnahme, die zunächst auffällig erschien, bildete lediglich ein Jungtier, das die gleiche Elektrodenanlage hatte, das aber in einem kleinen engen Käfig auch ohne Fesselung zunächst Feldeigenströme bot, dann aber in einem größeren Käfig genauso reagierte, wie die erwachsenen Tiere und zudem später gleich den erwachsenen Tieren bei Fesselung Feldeigenströme über dem Präzentralbereich und bei Befreiung ein sofortiges Sistieren dieser Phänomene zeigte.

Da sich außer der genannten, aber leicht zu interpretierenden Ausnahme bei dem Jungtier, das bereits einen engen Käfig als Stress empfand, der der Fesselung des erwachsenen Tieres entsprach, keine Ausnahmen fanden, konnte es als eine Regel angesehen werden, daß Feldeigenströme nur unter den Bedingungen des extremen Stresses durch Aufspannen oder Fesselung beim Kaninchen auftreten. Man sollte sie besser als Feldeigenreaktionen bezeichnen und nicht als Feldeigenströme. Allerdings muß hier darauf hingewiesen werden, daß eine speciesgerechte, also etwa eine Überwärmung von Kaninchen vermeidende Tierhaltung eine wesentliche Voraussetzung für das Erreichen konstanter Resultate ist.

4. Tierhaltung

Um eine echte Vergleichbarkeit zwischen Tieren in einem nicht zu beengten Freigehege und Tieren unter viel engeren Käfigbedingungen zu haben, wurden 2 Untersuchungsgruppen getrennt gehalten:

1. eine Käfiggruppe, in der die Tiere einzeln, höchstens paarweise in Käfigen untergebracht wurden und

2. eine Außengruppe in einem nicht beheizten Sammelkäfig mit einem Freiluftauslauf (insgesamt 20 m^3).

Die in der Außengruppe untergebrachten Tiere waren jeweils der Jahreszeit nach wechselnden Temperaturbedingungen ausgesetzt. Die Raumtemperatur für die Innengruppe schwankte zwischen 21 und 25°, der EEG-Ableiteraum hatte analoge Temperaturen.

5. Herdapplikation und akute Präparation

Herdart: Alle Herdtiere erhielten ein stark durch Zentrifugieren eingeengtes Aluminiumhydroxyd-Gel auf die Hirnrinde, wobei die Herdgröße zwischen 0,05 ml und 0,15 ml schwankte. Das Ausgangsmaterial für die Herde enthielt vor dem Zentrifugieren 3,7% Al_2O_3; zentrifugiert wurde 10 min bei 5000 Touren.

Die akuten operativen Vorbereitungen wurden in Nembutal-Narkose (0,5 ml/kg) durchgeführt. Die Dura wurde über den in Aussicht genommenen Gebieten durch Trepanation dargestellt, unter Sicht seitlich der Herdapplikationsstelle punktiert. Sodann wurde mit stumpfer Kanüle die Herdmasse über die Hirnrinde gebracht. Lokalisiert wurde beim Kaninchen nach dem Rose'schen Schema, bei der Katze von weiter Trepanation unter Bezug auf den Jasper- und Ajmone Marsanschen Atlas [*46*]. Blutungen ließen sich bei dieser Technik vermeiden. Anschließend wurde dann meist auch die Elektrodenanlage vorgenommen. Geschah dies erst später, so wurde die Trepanationsstelle mit Acrylharz (Paladur) verschlossen. Bei Kontrolltieren wurden nur die Elektroden gesetzt, jedoch kein Herd. Elektroden für die Erfassung corticaler Makrorhythmen wurden sodann eingepaßt, anschließend gleichfalls die Elektroden für die subcorticalen Gebiete stereoktaktisch gesetzt. Diese Elektroden waren nach dem Atlas von Jasper und Ajmone Marsan [*46*] ausgemessen, nach dem auch die Trepanationsstellen lokalisiert wurden. Sodann wurden die Elektroden senkrecht eingeführt. Nachdem alle Elektroden angebracht und Kontakte mit einer Miniaturbuchse hergestellt worden waren (Abb. 3), wurde die ganze Anlage mit Acrylharz vergossen, das bei der Auspolymerisierung ständig gekühlt werden mußte, um lokale Überhitzungen von Kalotte und Hirn zu vermeiden. Dies ist besonders bei den nur mit einer zarten Kalotte versehenen Kaninchen erforderlich, da bei der Aushärtung des Gießharzes sonst relativ hohe Temperaturen auftreten können, die die Rinde zu lange treffen. In die Wundtaschen wurde lokal Marbadal gegeben. Die Tiere erhielten anschließend intramuskulär Penicillinschutz. Dadurch wurden Wundinfektionen weitgehend vermieden.

6. Ethologische Untersuchungen

Um beurteilen zu können, wie die Tiere hinsichtlich ihres biologischen Verhaltens auf die Foci und insbesondere auch auf die Elektrodenanlagen reagierten, wurde versucht, einige Katzen und Kater zu paaren, die sowohl Elektrodenanlagen trugen als auch epileptische Anfälle zeigten. Diese Paarungsversuche wurden bei beiden Gruppen vorgenommen, d. h. bei der Innengruppe und im Freigehege.

7. Elektrodenkontrollen

Die Elektrodenanlage wurde röntgenologisch kontrolliert (siehe Abb. 4, 5, 6) und entweder histologisch mit der Berliner-Blau-Methode nach dem Atlas von Reinoso-Suarez [*71*] untersucht und verifiziert oder in einigen Fällen mit Nichrome-Elektroden nach Fixation in situ präparatorisch geklärt.

8. Dokumentation

Um bestimmte Anfallstypen sicher festhalten und analysieren zu können, um außerdem auch besondere Verhaltensformen sicher zu erfassen, wurden

1. photographische Studien vorgenommen und
2. von „typischen" Anfallabläufen und Verhaltensweisen 16-mm-Filme gedreht, die eine Aufdehnung der schnell ablaufenden Anfälle erlauben.

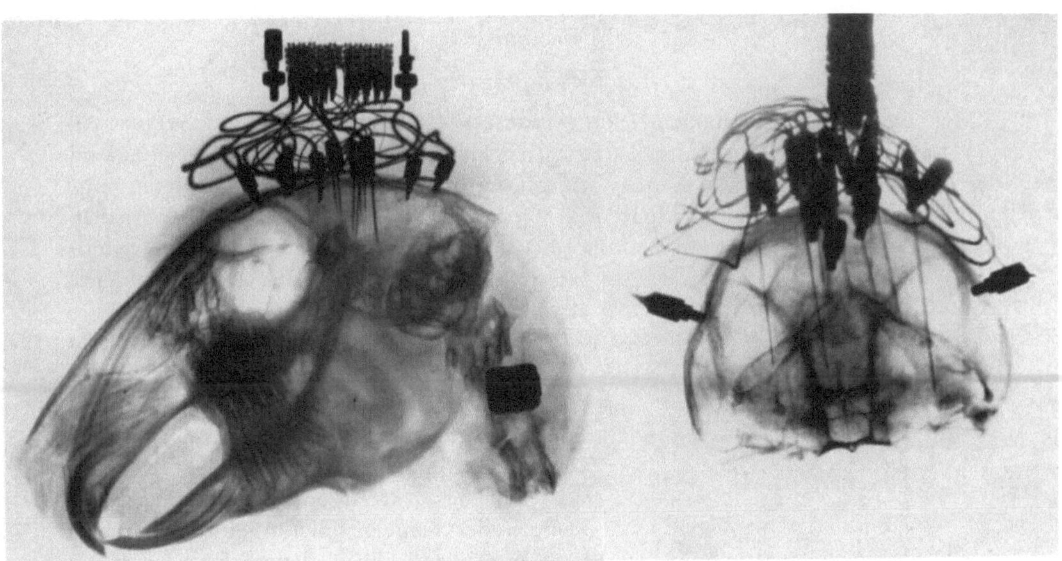

Abb. 4. Erklärung im Text

Abb. 5. Erklärung im Text

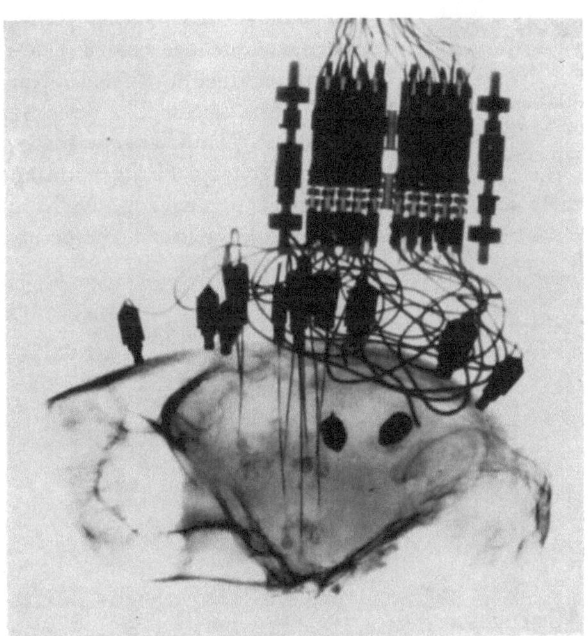

Abb. 6. Erklärung im Text

b) Ergebnisse

1. Focusdosimetrie

In früheren Untersuchungen (SCHMALBACH [*74*]; SCHMALBACH und STEINMANN [*75*]) am temporalen Focus der Katze hatten Herde einer Größe von 0,02—0,05 ml des ALHY-Gels ausgereicht, um bei den untersuchten Tieren zu den erwarteten temporalen Anfällen zu führen. Spätere Untersuchungen mit Herden am motorischen Cortex (SCHMALBACH und STEINMANN [*80*] der gleichen Tierspecies ließen es jedoch ratsam erscheinen, jetzt keine kleineren Herde als solche von 0,05 ml je Tier zu applizieren.

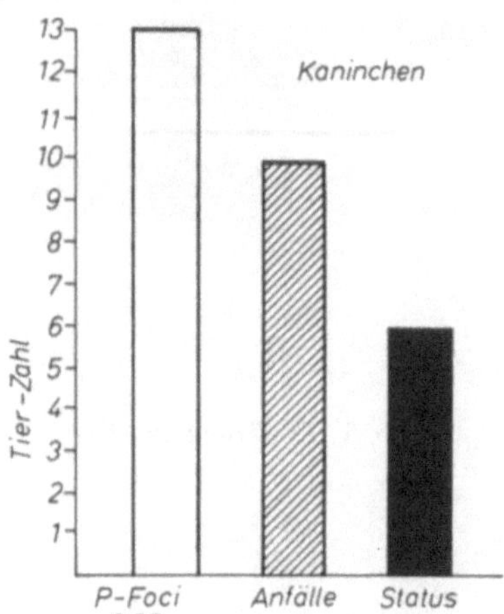

Abb. 7. Anfallentwicklung und Übergang in den Status epilepticus bei 13 Focuskaninchen

Um Vergleiche zu den akuten Versuchen JANSENS [*43*, *44*, *45*] mit Elektroreizen und chemischen Reizen am Kaninchen zu ermöglichen, wurden auch diese Species mit in die Untersuchungen einbezogen. Dabei zeigte es sich, daß bei Katzen und Kaninchen gleiche Mengen des Kopeloffschen Agens unterschiedliche Wirkungen haben. Jedoch eignet sich die benutzte Methode nicht quantitativ zu Erregbarkeitsuntersuchungen bei verschiedenen Species ausgenutzt zu werden. Solche Studien bleiben die Domäne elektrischer Reizungen. Schon die Hirngewichte der beiden Tierarten sind durchaus unterschiedlich (bei der Katze etwa 30 g im Verhältnis zu nur 20 g des ausgewachsenen Kaninchens). Damit aber wird das Verhältnis von Agensmenge zu Hirngewicht anders.

Kaninchen: Bei 13 zu Herduntersuchungen herangezogenen Kaninchen setzen in 10 Fällen mit 0,05 ml Herden epileptische Reaktionen ein, die bei 6 Tieren in einem

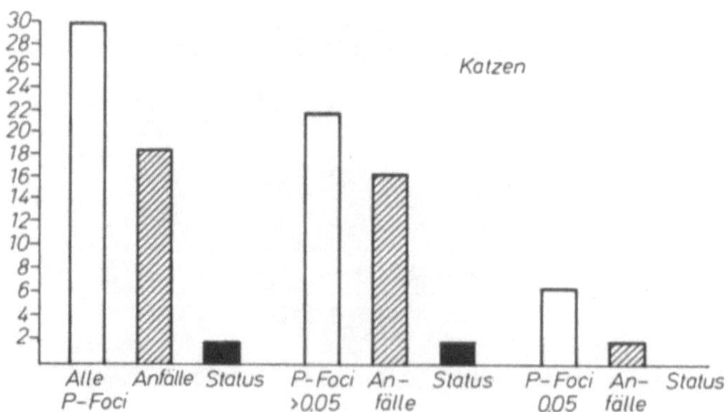

Abb. 8. Anfallentwicklung und Übergang in den Status epilepticus bei 31 Focuskatzen

Status epilepticus endeten (s. Abb. 7). Der Vollständigkeit halber sei betont, daß bei dieser Untersuchung keine antiepileptische Medikation oder auch nur Sedierung vorgenommen wurde.

Katzen: Bei 31 präzentral gesetzten ALHY-Foci mit Herdgrößen von 0,05 ml bis maximal 0,15 ml kam es in 20 Fällen zu Anfallsreaktionen, jedoch nur in 2 zum Status epilepticus (s. Abb. 8).

Aus der Abb. 9 geht der Unterschied zwischen beiden Species hinsichtlich des Intervalles vom Herdsetzen bis zum Auftreten des 1. Anfalles hervor. Bei 2 Kaninchen traten die Anfälle bereits vor dem 20. Tag auf, bei 2 weiteren erst nach dem 100., jedoch in der Mehrzahl zwischen dem 21. und 30. Tag. Anders liegen die Verhältnisse bei den Katzen. Hier traten die Ernstfälle später auf, nämlich zwischen dem 29. und 52. Tag. Kürzere Latenzen wurden bei 3 Katzen und extrem lange ebenfalls bei 3 Tieren beobachtet. Bei den Katzen ist bis zum Auftreten des 1. Anfalles eine längere Latenz zu beobachten als bei den Kaninchen. Die ALHY-Herde bei den Kaninchen waren, abgesehen von einer Ausnahme, alle 0,05 ml groß, die gleiche Größe wurde zunächst auch bei Katzen verwandt, jedoch von den Tieren mit derartigen Herden bekamen nur zwei Anfälle. Keines geriet in einen Status epilepticus hinein. Die Anfälle sistierten nach kürzerer Zeit. Damit trat ein neues Problem zutage, nämlich die Frage nach den Gründen für das Aufhören der Anfälle. Die weiteren Untersuchungen an Katzen wurden mit Foci durchgeführt, die größer waren als 0,05 ml, nämlich 0,07 bis 0,01 ml, ein Tier erhielt einen Herd von 0,15 ml ALHY-Gel. Betrachtet man alle 31 „Focuskatzen“ unabhängig von der Herdgröße, so zeigt sich, daß von 31 Tieren 20 mit Anfällen reagierten, wovon 2 in einen Status epilepticus verfielen, in dem sie starben. Von den 23 „Focuskatzen“ mit Herden, die größer als 0,05 ml waren, zeigten 18 epileptische Reaktionen, und 2 Tiere starben im Status (s. Abb. 8).

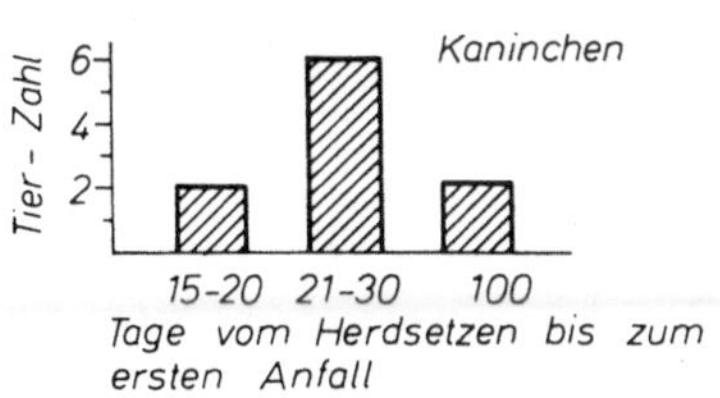

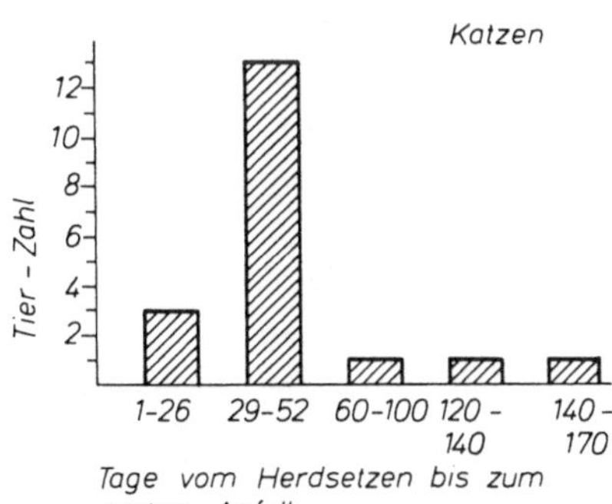

Abb. 9. Intervall zwischen Applikation der Herde und erster epileptischer Reaktion bei Kaninchen und Katzen

2. *Verlaufsuntersuchungen*

Was geschieht mit den Tieren, die über viele Monate am Leben erhalten bleiben? Kommt es zu intermittierenden Anfallphasen, wie sie von Chusid und Kopeloff [*11*] beschrieben wurden, oder ist die Reaktion auf den Herd im Bereich des sensomotorischen Cortex mit einer Anfallphase abgeschlossen? Um diese Fragen beantworten zu können, war es notwendig, die Tiere möglichst lange zu asservieren. Bei der Untersuchung dieser Seite des Problems zeigt sich ein deutlicher Unterschied zwischen dem Kaninchen und der Katze. Auf Abb. 10 ist angezeigt, wie lange Kaninchen mit Knochendauerelektroden und Tiefennadeln gehalten werden konnten.

Knochenelektroden wurden von den Tieren gut vertragen. Es war ohne weiteres möglich, diese bis über einen Monat zu halten. Dann wurden die Tiere zur Prüfung

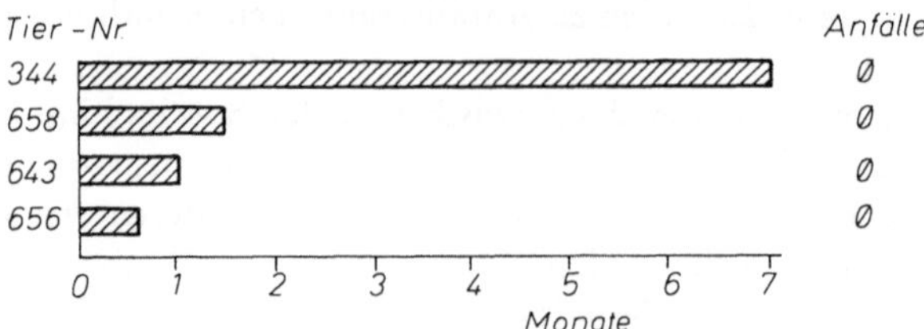

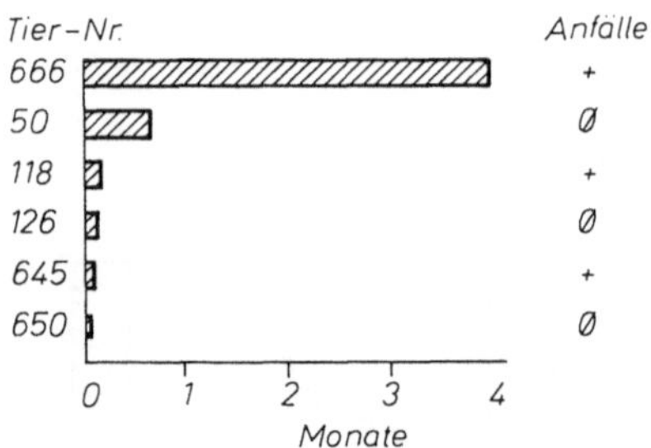

Abb. 10. Zur Verträglichkeit der Dauerelektroden, gemessen an der Überlebenszeit von Kaninchen mit Daueranlagen

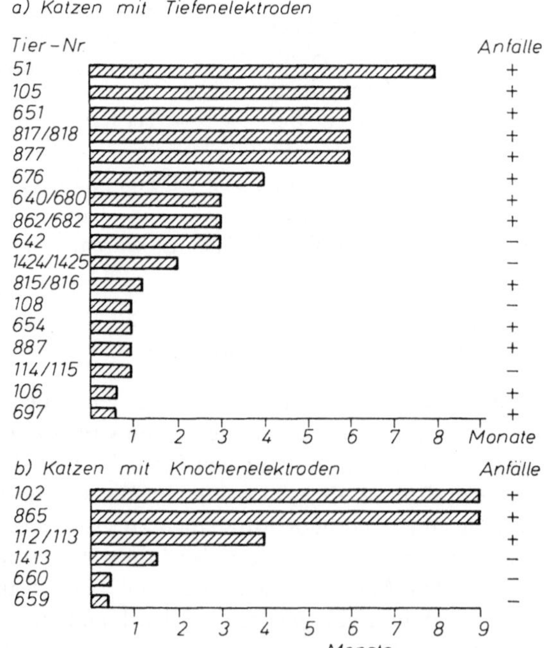

Abb. 11. Dauerelektroden bei Katzen

der Elektrodenanlage geopfert. Ein Tier, das weiter mit seinen Elektroden belassen wurde, überlebte 7 Monate [1].

Anders lagen die Verhältnisse bei Versuchen, die gleiche Tierart zu Experimenten mit chronischen Tiefenelektroden zu verwenden. Hier gelang es zwar mit der beschriebenen Methode ein Tier über 4 Monate zu halten. Es starb dann spontan. Die Mehrzahl der Tiere aber kam vorher zu Tode. Bezieht man nun die notwendige Zeitdauer bis zur Entwicklung der epileptischen Reaktionen beim Kaninchen mit ein, so zeigt sich, daß diese Tierspecies für die Beobachtungen der Entwicklung von Reaktionen auf die ALHY-Herde wenig geeignet ist.

Katzen mit Knochenelektroden (Abb. 11) werden offenbar in ihrer Vitalität nicht beeinträchtigt. Kater 102 starb nach 9 Monaten an einer im Außenteil erworbenen Infektion, die anderen Tiere wurden geopfert. Auf den Abb. 9 und 10 ist zusätzlich aufgetragen, welche der Tiere an Anfällen litten. Im Gegensatz zum Kaninchen verstarb keine der Katzen, die Tiefenelektroden trugen. Sie mußten geopfert werden, weil Versuch und histologische Kontrolle dies erforderten (s. Abb. 9).

Nur bei einem Tier ging die Anlage nach 3 Monaten bei der Ableitung verloren, und das nur bei der recht rigorosen routinemäßigen Prüfung des Sitzes der Anlage: Eine Anlage galt nur dann als zuverlässig, wenn man das Tier daran hochheben konnte. Bei Katzen ist also eine Verlaufsbeobachtung möglich, die Tiere blieben gut im Fell, gepflegt und verhielten sich völlig normal, wie aus dem folgenden Abschnitt hervorgehen möge.

3. Ethologische Untersuchungen

Obwohl nach eigenen früheren Erfahrungen und den neueren Berichten STEINMANNS [*87*] über Tiere mit ALHY-Foci im Bereich des Limbischen Cortex die hier zu beschreibenden Versuche nur wenig Aussicht auf Erfolg versprachen, wurden kontrollierte Paarungsversuche sowohl mit Focuskatzen, mit Tieren, die epileptische Reaktionen gezeigt hatten, als auch mit Elektrodenträgern unter den Katzen mit ALHY-Herd, nach Gewöhnung an die Elektrodenanlage, durchgeführt. Tiere, die vor Aufnahme in die Kolonien trächtig waren, wurden nicht verwendet. Beide Vatertiere 105 und 681 litten an Krämpfen. Bei dem Muttertier 697 war nicht gesichert, wer von beiden der Vater war. Das Vatertier 105 trug seine Elektrodenanlage während eines halben Jahres. Eine Übersicht über die Resultate zeigt Abb. 12. Es stellte sich heraus, daß die Elektroden- und Focustiere mit präzentralen Herden regelrechte normale Würfe hatten, die sie zumeist — mit Ausnahme eines sehr jungen Tieres — annahmen, säugten und aufzogen. Außerdem wechselten sich zwei der Muttertiere — 647 und 648 — im Außenkäfig in der Versorgung und Aufzucht ihrer Würfe ab.

Es gelang schließlich die Zucht von Katzenfamilien aus Focus- und Anfallstieren mit Elektrodenanlagen (s. auch [*78 a*]).

Die Jungtiere waren und sind bei der Abfassung dieser Arbeit gesund. Im ganzen waren an diesen Untersuchungen 10 weibliche und 2 männliche Tiere beteiligt. Paarungen, Würfe und Aufzucht erfolgten sowohl im Innen- als auch im Außengehege, und zwar in streng isolierten Gruppen. Außenkontakte waren ausgeschlossen.

[1] Kaninchen mit dieser Art von Dauerelektrodenanlagen lassen sich auch zu pharmakologischen Untersuchungen gut verwenden.

Aus diesen Untersuchungen ergab sich eine wohl kaum durch andere Methoden besser belegbare Bestätigung

Tier Nr.	Geschlecht	Gepaart mit	Herd	Anfälle	Elektroden-anlage	Wurf	lebensfähige Junge
102	♂	s.u.	+	+	+		
681	♂	s.u.	+	+	Ø		
648	♀	102	+	Ø	Ø	+	5
647	♀	681	+	Ø	Ø	+	4
683	♀	681	+	+	Ø	+	3
863	♀	681	+	+	Ø	+	4
105	♀	102	+	+	+	+	4
112/113	♀	102	+	+	+	+	1
651	♀	102	+	+	+	+	5
654	♀	102	+	+	+	+	3
682/862	♀	102	+	+	+	+	0
697	♀		+	+	+	+	0

Abb. 12. Übersicht über biologische Versuche

1. der Verträglichkeit und nicht primär toxischen Wirkung der ALHY-Foci,
2. der Verträglichkeit der Elektrodenanlagen. 7 der hier erfaßten Tiere waren Träger corticaler und subcorticaler Elektroden,
3. vor allem die grundsätzlichen biologischen Unterschiede von Foci im Bereich des motorischen Cortex und solchen des Limbischen Cortex. Die letzteren führen nach Steinmann und Schmalbach [*89, 91*] zu weit tiefer eingreifenden, offenbar cerebral gesteuerten Funktionsstörungen, die bei der Katze ohne Behandlung zum lebensbedrohenden Status epilepticus und Macies führen. Damit aber sind Langzeituntersuchungen, wie die hier vorgelegten, kaum möglich.

Um diese Ergebnisse mit den sich entwickelnden Anfällen über ein größeres Material von allen möglichen Aspekten und unter weitgehender Angleichung an klinische Fragen überprüfen zu können, war es notwendig, die ganze Entwicklung der epileptischen Anfälle nach der Art von Krankengeschichten zu protokollieren. Aus der Reihe der so gesammelten Protokolle seien hier drei wiedergegeben, denen eine epikritische Besprechung angeschlossen wird.

4. Die Entwicklung der epileptischen Reaktionen, dargestellt an Einzelverläufen

Kater 681, Gewicht 4500 g, Fokuskater *ohne* Elektrodenanlage.

16. 3. 63 In den Innenkäfig eingesetzt.

22. 4. 63 Fokus links praezentral, 0,1 ml ALHY-Gel in Nembutal 0,5 ml/kg, Marbadalpuder als Wundschutz, außerdem für 3 Tage Penicillin i. m., Badional-Gel auf die Naht.

28. 4. 63 Wunde gut verheilt, Fäden belassen.
11. 6. 63 In den Außenkäfig gesetzt. Wird von den dort schon heimischen Tieren nicht gelitten; lebt sich nicht gut ein.
21. 6. 63 Heute morgen beim Füttern entwischt.
23. 6. 63 Streift ständig um die Klinik herum, läßt sich aber nicht fassen.
26. 6. 63 Völlig erschöpft kommt das Tier selbst wieder in die Klinik und läßt sich in den Käfig bringen. Wird gleich wieder in den Außenkäfig transportiert. Gewicht 4200 g.
5. 9. 63 Nachdem das Tier bis heute stark abgenommen hat (Gewicht 3200 g), da die anderen Katzen es nicht an das Futter lassen und es nur gelegentlich etwas Milch abbekommt, treten heute motorische Anfälle auf. Die übrigen Katzen schlagen stets auf das Tier ein, wenn es sich ihrem Territorium zu nähern versucht.
Anfall: Kontinuierlich ablaufende rechtsseitige Zuckungen der vorderen und hinteren Extremitäten. Dabei ist das Fell gesträubt, der Schwanz steil aufgerichtet, von deutlich erhöhtem Tonus. Das Tier wird gefilmt, ist stark verschüchtert und wird in den Innenstall genommen.
6. 9. 63 Das Tier wird zutraulicher, hat seine Angst überwunden. Anfälle haben abgenommen und lassen sich aber noch durch starke akustische Reize provozieren. Frißt sehr wenig. Macht aber im Allgemeinzustand einen besseren Eindruck.
7. 9. 63 Das Tier ist sehr ruhig, keine sichtbaren motorischen Entäußerungen mehr, weder spontan noch auf Reize. Sieht besser aus, pflegt sich wieder, frißt aber wenig.
8. 9. 63 Weiter keine motorischen Erscheinungen. Fell fast normal, nimmt mäßig Flüssigkeit und Nahrung zu sich.
23. 9. 63 Hat seit der Anfallphase 300 g zugenommen (3500 g) und in der letzten Woche 2 Katzen gedeckt.
Das Tier wird heute geopfert.

Katze 105, Tier mit Fokus und Elektrodenanlage.
Anfang April 1963 angeliefert, Gewicht 3600 g, rothaarig, sehr aggressiv, gewöhnt sich sehr langsam ein.
6. 5. 63 Hat sich jetzt adaptiert, erhält einen links praezentralen ALHY-Gel-Focus von 0,1 ml Größe. Gute Wundheilung.
5. 6. 63 Da das Tier seit Tagen in der Ranz ist, wird es mit Kater 102, einem Elektrodenträger und Anfalltier, zusammengesetzt und von ihm gedeckt.
7. 6. 63 Gewicht 3100 g. Anlage von 50 Elektroden, davon 40 subcorticale und 10 Knochenelektroden. Die heutige Ableitung zeigt noch starke Barbituraktivität, doch sind linksseitige Störungen der Hirnaktivität zu erkennen.
8. 6. 63 Rechtsseitige motorische Anfälle. Das Tier ist wieder sehr aggressiv wie zu Beginn, bei der Nummernkontrolle springt es aus dem Stall, wehrt sich gegen das Einfangen und bekommt für kurze Zeit rechtsseitige Zuckungen an Vorder- und Hinterpfote, keine Generalisation. Tier liegt dabei halb auf dem Rücken. Ist nachmittags wieder sehr erregt und aggressiv.
15. 6. 63 Bei der Ableitung noch immer sehr gespannt und unleidig.
16. 6. 63 Tier wird etwas zutraulicher; wird zur Adaptation längere Zeit in einen Ableitekäfig gesetzt.
21. 6. 63 105 hat morgens um 10 Uhr einen Anfall, hat rhythmische, rechtsbetonte Zuckungen im Facialisbereich, und zwar jeweils 3—4 Entladungen in einer Gruppe. Nachmittags um 13.30 Uhr sind diese verschwunden. Dagegen lassen sich im EEG noch charakteristische Gruppen und auch Spitzenentladungen nachweisen.
4. 8. 63 Photographie des inzwischen hochtragenden Tieres. Im Laufe der Gravidität hat sich das Tier zu einer sehr verträglichen Katze gewandelt.
6. 8. 63 105 hat heute einen Wurf von 5 Jungtieren, davon 2 Kater, 3 Katzen geboren. Eines dieser Tiere war sehr schwach. Es wurde ihr genommen. 105 nahm die restlichen vier an und säugte sie.
7. 8. 63 Mit dem Wurf unter dem EEG; keine sichere Zunahme der Störungen gegenüber früheren Ableitungen.
10. 8. 63 Wurde heute mit Wurf unter dem EEG gefilmt.

24. 8. 63 Von dem Wurf stirbt das schwächste Tier. Auch die restlichen drei haben Augeninfektionen, die mit lokalem Aureomycin behandelt werden. Außerdem erhalten sie subcutan Depot-Penicillin. 105 wurde heute erstmals ohne den Wurf abgeleitet.

15. 9. 63 Den drei Resttieren des Wurfes geht es gut. Alter 40 Tage.

3. 10. 63 Gewicht 3000 g, Aktivation mit 30 mg/kg Cardiazol, kein Anfall, aber Zuckungen der *linken* vorderen Extremität. Manchmal hat man den Eindruck auch kleiner rechtsseitiger Zuckungen, doch sind diese nie klar oder isoliert von den stärkeren linksseitigen Zuckungen feststellbar.

19. 10. 63 3150 g, Aktivation mit 30 mg/kg Cardiazol i. p., nach 4 min. läßt das Tier willkürlich Urin, nach 8 min. 20 sec. linksseitige Schnauzenzuckungen. Das Tier wird unruhig, mauzt, nach 12 min. 25 sec. Zuckungen im Halsbereich, nach 14 min. 20 sec. kurze Hyperventilation. Nach 16 min. Defäkation, nach 20 min. 15 sec. *linksseitige Zuckungen* der vorderen Extremität, starker Speichelfluß. Nach 21 min. 50 sec. erbricht das Tier, nach 30 min. 25 sec. Zuckungen der *rechten* vorderen Extremität. Nach 37 min. gelegentliche generalisierte Zuckungen der *linken Vorderpfote,* nach 39 min. 30 sec. hat sich das Tier wieder gesetzt und ruht in der Käfigecke. Nach 45 min. 5 sec. zuckt das *linke* Ohr, nach 48 min. 50 sec. erscheint das Tier viel ruhiger, danach keine auffallenden Erscheinungen mehr.

2. 11. 63 3030 g, Aktivation mit 15 mg/kg Cardiazol, kein Anfall. Erneute zweite Injektion, ebenfalls mit 15 mg/kg Cardiazol führt zwar zu Muskelzuckungen, jedoch läßt sich eine Seitendifferenz nicht beobachten.

18. 12. 63 In Überdosis Nembutal geopfert.

1. 6. 64 Jungtiere leben und sind gesund.

Kater 817/818, Tier mit ALHY-Herd und Elektrodenanlage.

Sehr altes und reaktionsträges Tier, Gewicht 3200 g, Farbe schwarz-weiß; macht auch bei Katzen in der Ranz keine Deckungsversuche.

15. 8. 63 Nach 15tägiger Eingewöhnung im Innenstall erhält das Tier einen 0,1 ml ALHY-Focus praezentral links. In der gleichen Sitzung Anlage von 50 Elektroden, davon 40 subcorticale, 10 Knochenelektroden. Außerdem werden 2 praezentrale DC-Elektroden für bipolare Ableitungen angelegt. Täglich Ableitungen.

17. 8. 63 Deutliche corticale Reaktion im EEG scheint etwas abzuklingen.

19. 8. 63 Beim Tränken des Tieres mit etwas Milch fallen kaum sichtbare feinste Muskelzuckungen im Facialisbereich, die gut zu tasten sind, auf. Sie beschränken sich auf die rechte, dem Herd gegenüberliegende Seite (weitere EEG-Befunde siehe Tab. 30).

15. 9. 63 Das Tier liegt völlig ruhig im Käfig und reagiert weder auf Zuspruch noch auf Streicheln. Es ist der Greis unserer Kolonie, frißt und trinkt gut, hält sich aber kaum sauber.

4. 10. 63 Das Tier, normalerweise torpide und schläfrig, war in den letzten Tagen deutlich etwas munterer, außerdem aber war dem Pfleger aufgefallen, daß es das Wasser nicht mehr halten konnte. Wie aufgrund des EEG erwartet, das eine deutliche Zunahme pathologischer Erscheinungen seit Tagen bot, kam es heute von 7.30 bis 7.37 Uhr zum ersten Anfall. Anfall rechtsbetont, sehr schnell generalisierend, die klonische Phase von großer Intensität und Dauer.

5. 10. 63 Generalisierter Anfall von 8.00—8.15 Uhr.

8. 10. 63 Generalisierter Anfall von 7.50—7.55 Uhr.

9. 10. 63 Generalisierter Anfall von 8.10—8.15 Uhr.

11. 10. 63 Generalisierter Anfall von 8.27—8.30 Uhr.

Während des Tages kommen keine Anfälle zur Beobachtung, wohl fällt auf, daß das Tier auch unter Tag spontan Urin verliert, wobei es weder eine Urinierpositur einnimmt, noch kratzt, um Duftspuren zu beseitigen.

15. 10. 63 Das Tier hat seit dem 12. 10. keinen spontanen Urinabgang mehr, ist jetzt viel aktiver und reagiert auf Streicheln mit freundlichem Mauzen. Es werden weiterhin täglich EEG's geschrieben, die nach wie vor stärkere pathologische Erscheinungen darbieten, Anfälle aber werden nicht beobachtet. Die Anlage ist sauber, das Tier pflegt sich mehr als zuvor.

1. 2. 64 Bei gutem Befinden und ruhigem Verhalten wird das Tier heute geopfert.

Ergebnisse:

1. Wie sich schon aus den hier dargelegten Einzelverläufen gezeigt hat, traten bei einigen Anfällen (bei dem aktivierten Tier 105) eigenartige nicht erwartete Seitenmanifestationen auf. Diese waren nicht ohne weiteres aus der Herdlage zu erklären, d. h. es traten nicht kontralateral zum Herd betonte motorische Erscheinungen auf. Zweifel über die Herdlokalisation aber konnte es nicht geben. In der jetzigen und auch in allen früheren Arbeiten zum vorliegenden Themenkreis wurden stets ausschließlich linksseitige Herde gesetzt.

2. Die mit wenigen Ausnahmen bei Katzen eintretende Rückbildung der epileptischen Reaktionen ist weiter ein wichtiges Ergebnis der Untersuchung. Die zumeist genau beobachteten Anfälle müssen nun im Detail analysiert werden, um danach die Frage der Anfallgenese zu erörtern.

5. Anfallbeschreibungen

A. n. H. = erster Anfall nach Herdapplikation,
D. d. A. = Dauer der Anfallphase.

Tierspecies: Kaninchen

Tier-Nr.	Herdlokalisation	Anfallbeschreibung	Kommentar und Gruppierung
Anfallkaninchen 1:			
R 89	Links motorischer Cortex bis zum orbitofrontalen Cortex	Tier dreht sich nach links und hat Neigung nach hinten zu fallen, Streckung des Kopfes nach rückwärts.	Zu Beginn Anfälle orbito-frontalen Gepräges (ENCINOZA [*16*]), die sich erschöpfen, gegen Ende nur noch focusentsprechende Zuckungen, Exitus im Krampf.
A. n. H. D. d. A.	21 Tage 3 Tage	Rechtsbetonte Zuckungen der Vorder- und Hinterextremitäten, außerdem rostro-dorsal ablaufende Kontraktionen; diese führen fast zu einem Rückwärtsüberschlagen des Tieres. Pausenlos ablaufende rechtsseitige Zuckungen, die das Tier erschöpfen.	
Anfallkaninchen 2:			
R 118	Links motorischer Cortex	Vereinzelt rechtsseitige Zuckungen.	Umschriebene motorische Krampfphänomene, doch nicht regelmäßig und kontinuierlich ablaufend.
A. n. H. D. d. A.	15 Tage 11 Tage		
Anfallkaninchen 3:			
R 120	Links motorischer Cortex	Ständig andauernde Zuckungen im Bereich der linken Vorderpfote. Sitzt später mit steil aufgerichteten Ohren, knirscht dabei ständig mit den Zähnen, die Zuckungen erfassen dabei vorwiegend den rechten M. temporalis. Ausgang in völliger Erschöpfung.	Kojewnikow-Syndrom homolateral zur Herdseite zu Beginn der Anfälle, gegen Ende jedoch kontralateral zur Herdseite ablaufende Zuckungen, die das Tier erschöpfen.
A. n. H. D. d. A.	23 Tage 2 Tage		

Tier-Nr.	Herdlokalisation	Anfallbeschreibung	Kommentar und Gruppierung
Anfallkaninchen 4:			
R 635 A. n. H. D. d. A.	Links motorischer Cortex 23 Tage 80 Tage	Rechtsbetontes Schnauzenzucken, aber linke Seite auch beteiligt, kontinuierlich. Rechtsseitiger Jackson-Anfall mit Ausgang in Generalisation. Anfall mit Kopfdrehung nach rechts, etwas später auch Kopfdrehung nach der linken Seite, dann Kreisbewegung nach li. Nur noch Muskelzuckungen der rechten Schnauzenseite, der rechten Vorderpfote, aber nicht mehr kontinuierlich. Ausgang in völliger Erschöpfung.	Zunächst der Herdlage entsprechende Zuckungen im Sinne eines Kojewnikow-Syndroms. Übergang in Jacksonschen Ablauf. Dann aber wird auch die homolaterale Seite ergriffen. Erst gegen Ende tritt die Herdseite wieder hervor, wird führend. Das Tier geht im Anfall zugrunde.
Anfallkaninchen 5:			
R 645 A. n. H. D. d. A.	Links motorischer Cortex 25 Tage 2 Tage	Linke vordere Extremität paretisch, Kopfwendung nach rechts und ständiges Zähneknirschen. Ständige linksseitige Körperzuckungen an Extremitäten und Rumpf.	Vor Beginn eines homolateralen Kojewnikow-Syndroms Parese, gleichzeitig aber auch herdkontralateral Muskelzuckungen. Später nur noch homolaterale Phänomene bis zur Erschöpfung.
Anfallkaninchen 6:			
R 646 A. n. H. D. d. A.	Links motorischer Cortex 17 Tage 1 Tag	Wird morgens im generalisierten Anfall entdeckt, es ist keine sichere Seitendifferenz der Muskelkontraktionen auszumachen.	Der Beginn der Anfallphase entzog sich der Beobachtung, das Tier war bereits im Status epilepticus.
Anfallkaninchen 7:			
R 665 A. n. H. D. d. A.	Links motorischer Cortex 7 Monate sofort geopfert	Rechtsbetonte generalisierte Konvulsion.	Tier hatte 0,9 ml Herd, es bot nur generalisierte Anfälle.
Anfallkaninchen 8:			
R 666 A. n. H. D. d. A.	Links motorischer Cortex 26 Tage 3 Tage	Rechtsseitige Muskelzuckungen, die kontinuierlich ablaufen und in der Hauptsache die vordere Extremität erfassen, nach 5 Tagen wieder allmählich abebben.	Kojewnikow-Syndrom, das nur die Vorderpfote erfaßt und die Kaumuskulatur nicht ergreift, das Tier überlebt die Phase.

Tier-Nr.	Herd-lokalisation	Anfallbeschreibung	Kommentar und Gruppierung
Anfallkaninchen 9:			
R 893	Links motorischer Cortex	Der Kopf wird zur linken Seite gedreht, rechtsseitige faciale Zuckungen, linksseitige Parese.	Kojewnikow-Syndrom der kontralateral zum Herd sitzenden Schnauzenpartien. Tier wird geopfert.
A. n. H.	104 Tage		
D. d. A.	1 Tag (geopfert)		
Anfallkaninchen 10:			
R 894	Links motorischer Cortex	Tier kachektisch, zeigt kontinuierliche Zuckungen der linken Vorderpfote, rechts ist es paretisch. Im Facialbereich beidseitige Zuckungen.	Kojewnikow-Syndrom vorgetäuscht durch Parese, kontinuierliche beidseitige Zuckungen des Facialabschnittes, schwer zu beurteilen, Kachexie.
A. n. H.	21 Tage		
D. d. A.	2 Tage		
Tierspecies: Katzen			
Anfallkatze 1:			
51	Links gyrus sigmoideus anterior et posterior	Zuckungen der rechten Vorderpfote, von Ruhepausen unterbrochen.	Rein motorische Reaktion, nicht kontinuierlich.
A. n. H.	95 Tage		
D. d. A.	4 Tage		
Anfallkatze 2:			
102	Links gyrus sigmoideus anterior	Blitzschnell auftretender Anfall mit Zuckungen der rechten Vorder- und Hinterpfoten, kein Urinabgang; Tier während der kurzen Attacke nicht reaktionsfähig.	Auftreten beim Einsetzen in engen Tragekasten, „Angstreaktion"; rein motorisch.
A. n. H.	44 Tage		
D. d. A.	5 Tage		
Anfallkatze 3:			
105	Links gyrus sigmoideus (anterior) et posterior	Rechtsseitige Zuckungen der Vorder- und Hinterpfote, rhythmische Zuckungen, jeweils 3 bis 4 je Gruppe, dann kurze Pause.	Auftreten bei Nummernkontrolle, „Angstreaktion". Rhythmisierte Gruppen, aber nur kurze Zeit und nicht kontinuierlich.
A. n. H.	46 Tage		
D. d. A.	1 Tag		
Anfallkatze 4:			
106	Links gyrus sigmoideus posterior	Rechtsbetonte Konvulsion, Tier rollt über die rechte Seite bis zum nächsten physischen Widerstand. Tier nicht reaktionsfähig.	Anfall dauert mit 5 min lange.
A. n. H.	45 Tage		
D. d. A.	1 Tag		

Tier-Nr.	Herd-lokalisation	Anfallbeschreibung	Kommentar und Gruppierung
Anfallkatze 5:			
110/111	Links gyrus sigmoideus anterior	Rechtsseitige Zuckungen, am Ende Tonuszunahme der linken vorderen und hinteren Extremität. Nach dem Anfall rechtsseitige Parese.	Zu Beginn der Anfallphase rechtsbetonte Zukkungen, die linke Seite ist fast ganz frei. Bei länger andauernden Anfällen werden die linken Extremitäten führend, wogegen die epileptische Aktivität rechts gehemmt scheint. Parese focusentsprechend.
A. n. H.	47 Tage	Beginn mit gleichmäßigem Hin- und Herschaukeln des Kopfes, dann Fall auf die linke Körperseite und geringe Zuckungen der rechten Vorder- und Hinterpfoten, danach rhythmische Zuckungen der beiden linken Extremitäten.	
D. d. A.	12 Tage	Nach dem Anfall geringe Parese der rechten Extremitäten.	
Anfallkatze 6:			
112/113	Links gyrus sigmoideus anterior	Kontinuierliche rechtsbetonte Zuckungen der vorderen und hinteren Pfote, Tier reagiert relativ normal, Gang nicht sehr gestört, obwohl die Zuckungen andauern.	Epilepsia partialis continua-Syndrom.
A. n. H.	33 Tage		
D. d. A.	4 Tage		
Anfallkatze 7:			
116/117	Links gyrus sigmoideus anterior et posterior	Linke Extremitäten zucken, keine Generalisation.	Auftreten beim Umsetzen in den Tragekorb, einem starken psychophysischen Stress. Beim zweiten Anfalltyp deutliches Überwiegen rechtsseitiger Zuckungen. Beim Beginn aber linksbetonter kontinuierlicher Ablauf nach Art eines Kojewnikow-Syndroms. Das Tier bietet zwei distinkte Anfalltypen.
A. n. H.	30 Tage	Linksseitige Zuckungen, starke Tonusvermehrung der rechten, besonders der hinteren rechten Pfoten führt zu Streckung, Generalisation, Tier rast nach rechts im Kreis, ist schnell wieder ansprechbar.	
D. d. A.	3 Tage	Überdauernde linksseitige Zuckungen.	
Anfallkatze 8:			
129	Links gyrus sigmoideus anterior	Rechtsbetonte Zuckungen der Vorder- und Hinterpfote. Noch am nächsten Tag geringe rechtsseitige Parese.	Zu Beginn der Anfallphase Einzelzuckungen, später Generalisierung, Auslaufen der Anfallphase mit vereinzelten Muskelzuckungen und vegetativen Phänomenen.
A. n. H.	29 Tage	Generalisierte Konvulsion.	
D. d. A.	21 Tage	Weite Pupillen, Zuckungen des rechten Ohres, Mauzen, nicht ansprechbar.	

Tier-Nr.	Herd-lokalisation	Anfallbeschreibung	Kommentar und Gruppierung
Anfallkatze 9:			
651/801 A. n. H. D. d. A.	Links gyrus sigmoideus posterior 63 Tage 1 Tag	Zuckungen der rechten vorderen Extremität, die nur 30 min beobachtet werden können.	Kurze Anfallphase mit sehr umschriebenen Muskelzuckungen.
Anfallkatze 10:			
654 A. n. H. D. d. A.	Links gyrus sigmoideus anterior 50 Tage 14 Tage	Generalisierter Anfall mit überdauernden Zuckungen der rechten hinteren Extremität. Anfallbeginn mit Sprüngen, Sichüberschlagen, Tier fällt dann um auf eine Seite, streicht mit Vorderpfoten am Kopf entlang, der Kopf geht bei dieser Bewegung mit, Tier springt wieder auf, überschlägt sich nach vorn. Dann Aufbäumen auf den Hinterpfoten, Fall auf die li. Seite. Hat für 3 min re. betonte generalisierte Konvulsion. Generalisierter Anfall mit Urinabgang. Blitzartige Zuckungen auf rechte Vorderpfote isoliert. Rhythmische Zukkungen der re. Vorder- und Hinterpfote, nach Abklingen der Zuckungen Tier noch Stunden erregt, Parese beider Hinterpfoten, die dann intermittierend auftritt.	Zunächst einfach generalisierte Konvulsion mit überdauernden Zuckungen, die aber abebben. Später Anfall „orbitofrontalen" Gepräges (ENCINOZA [*16*]). Erst zuletzt Auftreten von Anfällen vom Kojewnikow-Typ.
Anfallkatze 11:			
676 A. n. H. D. d. A.	Links gyrus sigmoideus posterior 49 Tage 18 Tage	Schnurrbartzucken re., Ohrzucken re., Kreisgang nach links, Generalisation mit linksbetonten Zuckungen. Überdauern der rechtsseitigen Facialiszuckungen zwischen generalisierten Anfällen. Linksbetonte intermittierende Schnauzenzuckungen. Weite Pupillen, Mauzen und Suchen, deutlich abnormes Verhalten.	Homolaterale motorische Anfallphänomene, kontralateral zum Focus nur ganz zu Beginn auftretende Zuckungen. Auch bei der Generalisation homolaterale Betonung. 3 Mon. nach Aktivation treten noch einmal Anfallphänomene auf, die aber nicht mehr in motorische Erscheinungen auslaufen.
Anfallkatze 12:			
681 A. n. H. D. d. A.	Links gyrus sigmoideus posterior 135 Tage 2 Tage	Rechtsseitige Zuckungen der vorderen und hinteren Extremität, Fell dabei gesträubt, Schwanztonus erhöht.	Hunger und durch Animosität anderer Tiere verursachter Stress kulminieren in Anfallphase vom Typ des Kojewnikow-Syndroms.

Tier- Nr.	Herd- lokalisation	Anfallbeschreibung	Kommentar und Gruppierung
Anfallkatze 13:			
682/862 A. n. H. D. d. A.	Links gyrus sigmoideus posterior 119 Tage 1 Tag	Tier springt mehrmals gegen das Käfiggitter, schreit auf, fällt kurzzeitig um und springt gleich wieder auf.	Eigenartige blitzartig ablaufende Konvulsion mit Schrei.
Anfallkatze 14:			
683 A. n. H. D. d. A.	(Tier lebt noch) 169 Tage 1 Tag	Tier richtet sich auf, springt unmotiviert gegen die Käfigwand, fällt um, hat kurz generalisierte Zuckungen, springt dann sehr rasch auf und kehrt zu seinem Wurf zurück.	Einmalig beobachtete Konvulsion, die zwei Tage nach dem Werfen auftritt. Anfalltyp vergleichbar dem von 682/862.
Anfallkatze 15:			
697 A. n. H. D. d. A.	Links gyrus sigmoideus anterior 38 Tage 18 Tage	Liegt mit erhobener rechter Hinterpfote auf der linken Körperseite, Zukkungen des rechten Hinterlaufes. Auf Anruf hört das Zucken auf. Kopfwendung nach rechts, Schnurrbartzucken rechts. Tier reagiert, ist aber abnorm scheu. Nach 3 min wieder freundlich wie sonst.	Am gleichen Tage zwei verschiedene Anfalltypen, der erste ist durch akustische Reize zu durchbrechen. Der zweite Anfall scheint weitgreifender.
Anfallkatze 16:			
815/816 A. n. H. D. d. A.	Links gyrus sigmoideus posterior 29 Tage 8 Tage	Auffallende Streckbewegungen rechts stärker als links, Schaum vor der Schnauze, rechte Extremitäten mit starkem Tonus extendiert, Kopfrucken nach re. dauert 5 min, dann Generalisation mit Rechtsbetonung, letztere dauert auch 5 min. Danach Parese der rechten Vorderpfote. Rechtsseitiges Zucken, steiles Hochspringen, dann jagt das Tier von einer Käfigseite zur anderen. Generalisation. Nachher mehrfaches tiefes Jaulen. Überdauernde rechtsseitige Zukkungen.	Zwischen generalisierten Attacken überdauernde rechtsseitige Zuckungen. Hier bleibt der Focus in der Lage zeitweilig ungebremst das epileptische Geschehen zu unterhalten.
Anfallkatze 17:			
817/818 A. n. H. D. d. A.	Links gyrus coronalis 50 Tage 9 Tage	Rechtsbetonte generalisierte Anfälle. Zwischen den Anfällen Urinabgang ohne Reinigungsverhalten.	Auffallende Miktionsanomalie ohne klinische oder elektroencephalograph. sicher auszumachende Paroxysmen.

Tier-Nr.	Herd-lokalisation	Anfallbeschreibung	Kommentar und Gruppierung
Anfallkatze 18:			
863	Links gyrus sigmoideus anterior	Pupillen abnorm weit (im Vergleich zu 11 Katzen unter gleichem Lichteinfall). Käfig in großer Unordnung wie nach Anfall.	Abgesehen von den beschriebenen Phänomenen keine gesicherte Anfallbeobachtung.
A. n. H.	22 Tage		
D. d. A.	1 Tag		
Anfallkatze 19:			
877	Links vom gyrus sigmoideus anterior ausgehend bis zur Mittellinie in Höhe des Balkens	Tier liegt in anomaler Haltung im Käfig. Beide vorderen Extremitäten stark gestreckt. Keine Seitendifferenz auszumachen. Plötzlich einsetzender generalisierter Anfall ohne Seitenbetonung.	Weder bei tonischem Krampfanteil noch bei der Generalisation ist eine Seitendifferenz auszumachen — später stellt sich die *fehlgegangene Herdlage* heraus.
A. n. H.	26 Tage		
D. d. A.	3 Mon.		
Anfallkatze 20:			
887	Links gyrus sigmoideus anterior	Linksseitiger Anfallbeginn, 1/2 min Zuckungen, dann Umfallen und generalisierte Konvulsion.	Linksseitiger Beginn, keine kontralaterale Herdentsprechung, gegen Ende reduzierte motorische Erscheinungen entsprechend der allgemeinen Erschöpfung des Tieres.
A. n. H.	29 Tage		
D. d. A.	7 Tage		

6. Besprechung der Anfälle und der Seitenlokalisation motorischer Phänomene

Zusammenfassend ist zu sagen: Von 10 Anfallkaninchen hatten 6 Tiere eindeutige kontralateral vom Focus (Abb. 13) betonte motorische Krampferscheinungen, von den restlichen 4 bot nur eines homolaterale Zuckungen, die übrigen drei hatten während verschiedener Anfälle auf beiden Seiten derartige Phänomene. 6 Versuchstiere boten ein Syndrom, das durch kontinuierlich ablaufende fokal gesteuerte Zuckungen gekennzeichnet war, die nicht generalisierend eine Parallele zum Kojewnikow-Syndrom der menschlichen Epilepsie darstellen. Sie stehen damit im Gegensatz zum Jacksonschen Rindenanfall, bei dem von einer „plötzlichen, übermäßigen und schnellen Entladung grauer Hirnsubstanz" [*4*] irgendeiner sensomotorischen Hirnregion ausgehend ein der corticalen Repräsentation folgender Anfallsablauf auftritt. Nun ist das Kojewnikow-Syndrom, die Epilepsia partialis continua, gekennzeichnet durch über Stunden oder Tage andauernde weitgehend gleichförmige Muskelzuckungen eines oder verschiedener Muskelbereiche ohne die Tendenz einer Ausbreitung auf andere Muskelgruppen oder gar einer Generalisation.

Nur bei einem der Anfallkaninchen kam es zu einem spontanen Sistieren der Anfälle. Auf dieses Phänomen soll nicht hier, sondern später bei der Besprechung der Katzenbefunde eingegangen werden.

Von 20 Anfallkatzen mit ebenfalls links praezentral gelegenem Focus (Abb. 14) zeigten bei der klinischen Untersuchung 14 eindeutig kontralaterale Krampfzeichen. 6 jedoch boten sicher homolaterale Betonungen und 2 sogar ausschließlich auf die homolaterale Seite beschränkt bleibende motorische Entäußerungen. Die Beobachtung des Anfallstyps läßt folgende Differenzierung zu:

5 Tiere hatten Kojewnikow-Syndromen vergleichbare Anfallmanifestationen.

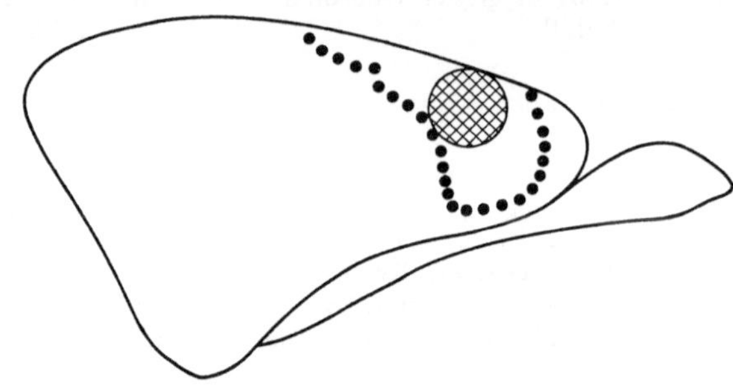

Abb. 13. Erklärung im Text

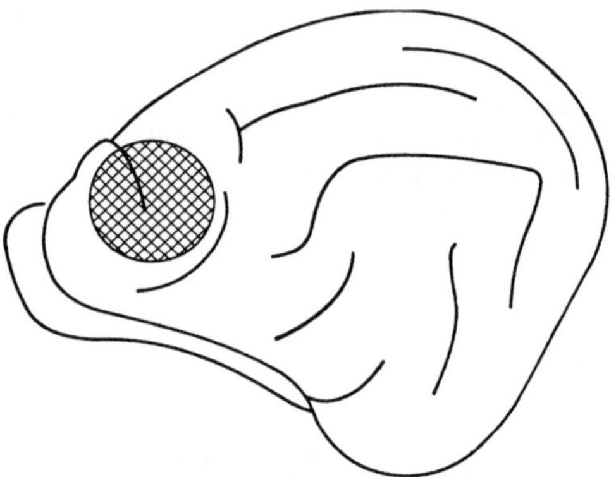

Abb. 14. Erklärung im Text

Bei 8 weiteren traten zwar intermittierend ablaufende und teilweise über Minuten anhaltende Zuckungen auf, jedoch fehlte diesen Anfällen die ständige Wiederholung der an sich gleichartigen Zuckungen über Stunden hinweg, die ein Kennzeichen des Kojewnikow-Syndroms darstellen.

Schließlich litten 11 Tiere entweder ausschließlich an generalisierten Anfällen, oder aber solche Generalisationen traten in Kombination mit anderen Anfällen auf.

Die Frage, warum bei manchen Tieren nicht nur kontralateral zum Herd gelegene motorische Erscheinungen auftraten, läßt sich in manchen Fällen aus der genauen Beobachtung der Tiere beantworten. Andere der sich bietenden Fragen grenzen an den im weiteren zu besprechenden Problemkreis der „Anfallremissionen".

Vergleichbare, wenn auch andersartige Probleme stellen jene bei der Aktivation mit Pentylentetratzol (Cardiazol, Metrazol) gemachten Beobachtungen dar, von denen im Protokoll des Tieres 105 oben ein bezeichnendes Beispiel gegeben wurde. Die hier beobachteten Phänomene lassen die sehr eingreifenden pharmakologischen Provokationsmethoden, die in der Klinik z. T. angewandt worden sind, ebenso problematisch erscheinen wie jene mechanischen Eingriffe, die SCHMALBACH, MÜLLER, SALAZAR und BUSHART [*79*] untersuchten. Sie sind aber doch von jenen zunächst zu besprechenden Phänomenen abzutrennen, die ohne irgendeine pharmakologische oder sonstige zusätzliche experimentelle Belastung der Tiere, d. h. also spontan, auftreten.

Bei K 877 setzte eine ganze Reihe von Anfällen schlagartig ein. Sie ließen auch während des Anfallverlaufes keine Seitendifferenz erkennen. Die post mortem-Untersuchung des Herdes ergab, daß der vom linken Gyrus sigmoideus anterior ausgehende Herd bis zur Mittellinie im Bereich des Zentrums semiovale vorgedrungen war. Bei 5 Tieren (110/111, 116/117, 654, 676 und 887) wurden entweder bevorzugt homolaterale Konvulsionen oder auch zu verschiedenen Zeiten seitendifferente Zuckungen beobachtet. Das erste dieser Tiere (*110/111*) zeigte zu Beginn der Anfallphase reguläre kontralaterale Zuckungen, die übergingen in einen tonischen Krampf der homolateralen Extremitäten — immer bezogen auf den Herdsitz — und eine kontralaterale postparoxysmale Parese. Später überwogen dann die motorischen Phänomene links, wogegen die rechte Seite, die Seite der Parese, derartige Phänomene nicht produzierte. Da sich das Tier nach der Anfallsphase völlig erholte und noch über viele Monate ungestört weiterlebte (es wurde später noch in einen Mangeldiätversuch genommen), kann keine Zerstörung der linksseitigen zentralen Strukturen für die Parese angeschuldigt werden, sondern nur eine funktionelle Erschöpfung dieser Gehirngebiete.

Bei der *Katze 116/117* wurden zunächst nur linksseitige, intermittierend auftretende Zuckungen beobachtet. Bei genauer Beobachtung fiel auf der Gegenseite eine starke Tonuserhöhung auf, die die rechten Extremitäten in einen Streckkrampf fixierte. Die linke Seite war dagegen weniger tangiert. Auf dieser Seite kamen gleiche Zuckungen nicht zur Ausprägung. Kam es aber zu sehr starken Entladungen, zu einer Generalisation, dann wurde auch der tonische Krampf durchbrochen, und es traten kontralaterale Zuckungen auf.

Es scheint in diesem Falle eine Dissoziation der Hirntätigkeit aufzutreten, die das merkwürdige Phänomen bewirkt. Dafür spricht die Generalisation.

Katze 654 wies zwar zunächst in ihrer Anfallsphase Krampferscheinungen mit kontralateralen Betonungen auf, jedoch war die dann einsetzende postparoxysmale Parese, die intermittierend auftrat, *bilateral*, ein Phänomen, für das keine sichere Erklärung gegeben werden kann. Am Tage der Anfälle traten im EEG beidseitige Spitzenpotentiale auf, die aber auf der rechten, der gesunden Seite, stärker ausgeprägt waren als auf der linken.

Katze 676. Bei diesem Tier wurde die ganze Anfallsphase beobachtet. Sie setzte ein mit motorischen Entäußerungen der vorderen Extremität, kontralateral zum Herd. Jedoch während der ersten Generalisationen kam es zu linksbetonten Zuckungen, die von der rechten Hemisphäre geprägt waren. Die kontralateralen Zuckungen überdauerten den Anfall; aber auch von der anderen Hirnseite ausgehend kam es zu intermittierenden Zuckungen, die für den motorischen Cortex kennzeichnend sind. Zwar kam es 3 Monate nach dieser Anfallsperiode noch einmal zu eigenartigem Verhalten mit Phonation wie nach einem Anfall, weiten Pupillen und unruhigem Suchen, das sich deutlich vom normalen Verhalten der Katze unterschied, doch traten motorische Anfallkomponenten nicht wieder auf. Sie erschienen so weitgehend gebremst, daß sie nicht mehr hervortraten. Dieser Befund, der zwar isoliert auftrat, scheint insofern von Bedeutung, als er der manchmal geäußerten Ansicht, daß ein Focus „ausbrenne", inaktiv werde, ebenso zuwiderläuft wie frühere amerikanische Befunde am Affen mit jahrelangem Aktivbleiben von Alaunfoci.

Bei *Tier 887* trat schnell nach Beginn der Anfallsphase eine zunehmende Erschöpfung ein. Zuvorgehende rechtsseitige Anfälle mögen der Beobachtung entgangen sein, damit aber auch herdbedingte Bremsungen. Als die Anfälle beobachtet wurden, bemerkte man nur noch den linksseitigen, d. h. homolateralen Beginn der Attacken, die vom untangierten und noch funktionstüchtigen rechtsseitigen Parenchym ausgingen, das noch auf Reize irgendwelcher nicht näher definierbarer Art mit Anfällen reagieren kann.

Es wäre naheliegend, zu vermuten, daß manche der geschilderten Beobachtungen durch Zerstörungen der Hirnsubstanz durch die Foci erklärt werden könnten, jedoch wie sich auch im folgenden Abschnitt zeigen wird, ist diese Deutung nicht zulässig, da die Tiere sich nach ihren Anfallphasen wieder völlig erholten und ein völlig normales Leben führten und grobe histologische Veränderungen nicht feststellbar waren.

Die beobachteten Phänomene sind daher wohl nur auf funktionelle Störungen, Erschöpfungen und Bremsungen, nicht aber auf irreversible Veränderungen zurückzuführen, für die auch histologisch bislang kein Substrat gefunden werden konnte.

7. Die „Anfallremissionen"

Aus früheren Untersuchungen [*87*] ist bekannt, daß die ALHY-Herde noch nach Monaten je nach Lage makroskopisch ausgeräumt werden können. Die mikroskopisch verifizierbare meningocorticale Narbe wird z. Z. als irritative Noxe angesehen [*54*]. Untersuchungen über die Wirkungsweise derselben wurden hier noch nicht durchgeführt. Wie bereits aus der Abb. 8 hervorging, kamen nur zwei der beobachteten Katzen

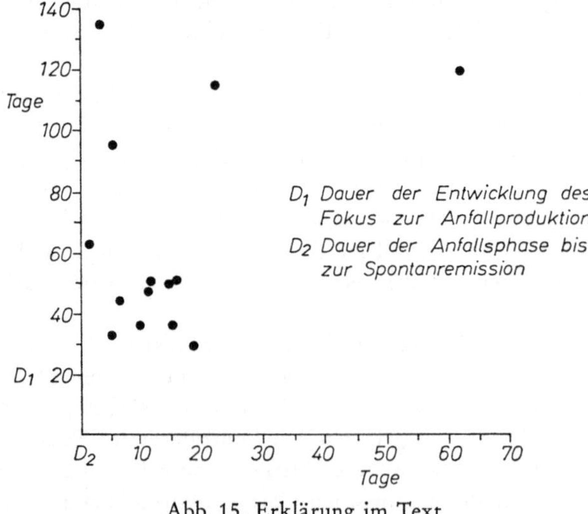

Abb. 15. Erklärung im Text

im Status epilepticus zu Tode. Dies mußte nach früheren Untersuchungen überraschen und erschien auch nach neueren Arbeiten Steinmanns [*87*] gleichfalls auffallend. Von den 20 hier über lange Zeit beobachteten Tieren kamen 5 entweder akzidentell ad exitum oder wurden geopfert, um der Beantwortung anderer Fragen zu dienen. Bei den 13 übrigen Tieren konnten die Anfälle nur während einer meist kurzen Phase beobachtet werden. Sie kamen schon vor dem 20. Tag nach Auftreten des 1. Anfalles zu Ende, und nur in einem Fall kam es erst 42 Tage danach zum Sistieren. Die Anfälle traten danach nicht wieder auf. Es wurde versucht, zwischen der Dauer vom Setzen des Focus bis zur Ausbildung klinischer Anfälle und der Dauer der Anfallphase eine Korrelation zu finden oder eine irgendwie geartete Regel zu entdecken. Wie aber aus der graphischen Darstellung (Abb. 15) hervorgeht, läßt sich außer einer geringen Häufung zwischen dem 11. und dem 20. Tag nichts feststellen. Anders als die ALHY-Herde des limbischen Cortex tendieren die Herde der sensomotorischen Rinde neben anderen Eigentümlichkeiten, auf die noch einzugehen sein wird, dazu, spontan, d. h. ohne Therapie bei gleichbleibenden Tierhaltebedingungen zu remittieren.

8. Eigenarten des motorischen Cortex der Katze und des Kaninchens

Die Kasuistik zeigte, daß es nicht möglich ist, „typische" Anfälle bei ALHY-Herden des sensomotorischen Cortex zusammenzustellen. Dennoch lassen sich aus einer großen Zahl beobachteter Anfälle dieser Genese, sieht man von den ausschließlich generalisiert ablaufenden Attacken ab, einige Wesenszüge herausstellen, die weder bei Anfällen vom temporalen Cortex noch bei solchen von der okzipitalen Rinde her beobachtet [*74*] worden sind. Sie sind gerade wegen der hohen Spezialisierung der motorischen Rinde einfach und gehen im wesentlichen auf ein einziges Grundprinzip zurück. Auch zwischen den Phänomenen beim Kaninchen und der Katze besteht kein echter Unterschied. Es handelt sich um uhrwerkartig ablaufende motorische Entladungen von einer Frequenz bis zu maximal 80/min, meist 50/min, die im Falle des einen Prototyps intermittierend mit unregelmäßigen Pausen auftreten und sich während der Anfallphase ständig wiederholen, ohne in den meisten Fällen eine Ausbreitungstendenz sichtbar werden zu lassen (siehe auch Kornmüller, Janzen, v. Boetticher, Enzinoza [*57, 4, 16*]). Dieser beschriebene Mechanismus paßt im übrigen durchaus noch in den Jacksonschen Anfallbegriff hinein, der eine „plötzliche, übermäßig und rapide Entladung" beinhaltet. Auf die humane Syndromlehre übertragen müßte man hier von einer Epilepsia partialis focalis reden, da die motorischen Erscheinungen nicht den ganzen, sondern nur Teile des Organismus erfassen.

Gesprengt wird aber diese Klassifizierung durch den zweiten Prototyp, wie auch von der menschlichen Epilepsia partialis continua, die, erstmals von Kojewnikow [*52*] beschrieben, als Kojewnikow-Syndrom in die Literatur eingegangen ist. Hier tritt als neues Element das Kontinuierliche der motorischen Entäußerungen hinzu, ohne daß etwa die Schranken des Bewußtseins, die Schranken motorischer Abgrenzungen und vegetativer Funktionen durchbrochen werden. *Nur* solche Kojewnikow-Syndrome boten von den Anfallstieren 7 Katzen und 5 Kaninchen. Bei ihnen kam also als neues Prinzip nur noch der kontinuierliche, über Tage währende Ablauf der Zuckungen hinzu, die die Tiere im übrigen wenig zu erschöpfen schienen, viel weniger als ein einmaliger, in wenigen Minuten abgelaufener großer Anfall. Daß bei diesen Anfällen das „Bewußtsein" oder besser die allgemeine Ansprechbarkeit der Tiere nicht beeinflußt war, wurde bereits oben mitgeteilt.

9. Ursachen für das jeweilige Auftreten von Krampfanfällen

Nachdem klinische Untersuchungen aus der Humanpathologie von Kornmüller und Janzen [*52*] schon vor Jahren gescheitert waren, wurde gehofft, möglicherweise aus genauer Tierbeobachtung sichere Ursachen für das Auftreten der Anfälle zum jeweiligen Zeitpunkt zu finden. Diese Hoffnung aber erfüllte sich keineswegs. Dabei waren wir uns von vornherein darüber klar, daß die Registrierung der Gleich- und Wechselstromphänomene nur eine Begleitung der biochemischen Grundvorgänge erfassen kann. Immerhin lassen sich doch einige Regelmäßigkeiten erkennen:

1. Tageszeitliche Zusammenhänge. Von den 20 Anfallkatzen, die hierfür beobachtet wurden, hatten 5 Tiere ihre Anfälle ausschließlich morgens (105, 106, 862/682, 683, 817/818), 2 nur während der Nacht (676, 863), bei den übrigen Tieren verteilten sich die Attacken unregelmäßig über den ganzen Tag.

2. Bei Tier 102 und 116/117 kam es zum Anfall beim Einsetzen in den Tragekorb, der relativ eng war und die Tiere ängstigte.

3. Bei Kater 681 traten die Anfälle in einem Zustand akuten Hungers auf; das Tier, von den Koloniegenossen verjagt und bekämpft, wagte sich nicht mehr an den Freßnapf, sondern nur noch selten an die Milch heran. Dies führte in einem Zeitraum von 2 Monaten zu einem Gewichtsverlust von 1300 g bei 4500 g Ausgangsgewicht. Zusätzlich aber war der Kater sehr verängstigt durch seine Genossen. Er stand am Ende der ethologischen Rangordnung (Holzapfel [*39*], Scott [*81*]).

4. Bei der Katze 683 traten die Anfälle 2 Tage nach ihrem Wurf auf. Auch dies ist nur ein Einzelfall.

Um den Einfluß akuter Hungerzustände auf den Ausbruch oder gar ein eventuelles Wiederaufleben von Anfällen zu untersuchen, wurden 3 Herdtiere zunächst mit einer stark eingeschränkten Nahrungsmenge und schließlich nur noch mit Milch ernährt. Eines dieser Tiere hatte nach einer Anfallphase seine spontane „Remission" bekommen und war dann zur weiteren Kontrolle über Monate weitergehalten worden (Tier 110/111). Die Mangelernährung wurde über einen Zeitraum von 2 Monaten durchgeführt. Die Tiere nahmen erheblich an Gewicht ab — von 3600, 3600, 3300 g auf 3150, 3150 und 2700 g. Anfälle traten jedoch nicht auf.

Die Aktivationen: Nachdem Janzen [*41*] die Aktivationsmethoden bereits 1943 kritisch beleuchtet hat, später aber der Aktivation pathologischer Phänomene eine große Bedeutung zugemessen wurde (Gastaut [*29*]), bot es sich an, bei den vorhandenen Tieren erneut Aktivationen durchzuführen. Bei den Katzen wurden Cardiazol-Aktivationen durchgeführt. Diese führten nur teilweise zu den erwarteten klinischen Effekten, wenn man sich bei entsprechend hohen Gaben von über 30 mg/kg mit der Produktion von Krampfanfällen schlechthin begnügte. Andererseits fiel auf, daß bei geringeren Dosen, die 30 mg/kg nicht überschritten, nicht nur unregelmäßig Anfallphänomene auftraten, sondern daß auftretende Anfälle von anderem Charakter waren als die durch den ALHY-Herd ursprünglich ausgelösten. Diese Irregularitäten aber beziehen sich nicht nur auf Anfallphänomene schlechthin, sie sind von besonderer Bedeutung für eine sog. „Seitendiagnostik", die als eine der Aufgaben der von Straub und Landig 1938 [*92*], von Gastaut [*29*] neuerdings befürworteten Cardiazol-Aktivation beim Menschen gilt. Befunde, wie der Vorgang der Aktivation des Tieres 105, die noch einmal im Detail geschildert werden soll, beunruhigten zunächst sehr, ja ließen an Beobachtungsfehler denken. Eine Bestätigung fand diese Beobachtung jedoch durch die von Steinmann [*88*] erhobenen Befunde bei ALHY-Herden anderer Hirngebiete.

Katze 105: 150 Tage nach Herdapplikation links praezentral, 104 Tage nach Ende der Anfallphase wird das Tier mit 30 mg/kg Cardiazol aktiviert. Es tritt dabei kein

Anfall auf. Es kommt zu bilateralen, auf der *linken Seite* jedoch stärker ausgeprägten Zuckungen.

16 Tage danach erneute Aktivation mit gleichfalls 30 mg/kg, die primär zu *linksseitigen* Zuckungen führt, erst *im späteren Verlauf* aber *beidseitige Zuckungen* verursacht. Beim Ausklingen der Drogenwirkung werden die Zuckungen wieder *linksseitig.*

Eine 14 Tage später erneut durchgeführte Aktivation mit 30 mg/kg führt nur zu bilateralen Zuckungen ohne Seitendifferenz.

Auch nach diesen Injektionen mit dem Stimulans kommt es nicht wieder zu einem Auftreten von Anfällen, wie sie vor der Remission beobachtet wurden. Diese Aktivationsergebnisse beleuchten erneut die Problematik von pharmakologischer Aktivationen. Seit den Untersuchungen von GUTIERREZ-NORIEGA [*36*] ist die krampferregende Wirkung des Cardiazols in der ganzen Tierreihe bekannt, doch lassen sich aus solchen allgemeinen Untersuchungen keine bindenden Aussagen über den einzelnen speziellen epileptischen Vorgang machen.

10. Elektrencephalographische Befunde

Waren die bisher geschilderten Ergebnisse der Untersuchungen mit dem unbewaffneten Auge gewonnen und nur photo- und kinematographisch registriert worden, so folgen nun jene, die mit dem Elektrencephalographen registriert wurden. Hierbei sollen nur Wechselstrom (AC)-Phänomene zur Darstellung kommen.

Wenn auch eine Reihe der Tiere mit Spezialelektroden zur Registrierung der langsamen (DC) Komponente des EEG ausgerüstet waren und derartige Kurven gewonnen wurden, so erlauben doch instrumentelle Unsicherheiten keine Bewertung des so erlangten Materials.

Nicht nur die Vielzahl der durchgeführten Ableitungen an sich, sondern vor allem die tägliche, über lange Zeiträume hinwegführende Registrierung der EEG vom Tage der Focusapplikation bis zum Ausbruch der Anfälle, dann weiter zum Sistieren der Attacken und schließlich bis zur Opferung der Tiere schufen Probleme der Befundraffung und Darstellung. Die Zahl der erfaßten Ableitestellen komplizierte dies weiter. Ein tabellarisches Erfassen unter Beschränkung auf gesicherte Phänomene schien hier der beste Weg zu sein. Im folgenden werden einige Beispiele der so erlangten Tabellen gegeben.

Die Daten sind gewonnen aus 530 EEG. Davon stammen 436 von Katzen. Diese Untersuchungen werden hier geschildert (94 Kurven wurden von Kaninchen abgeleitet). Bei der Katze konnten die Ableitungen besonders in den kritischen Phasen über lange Zeit — bis zu 16 Std — durchgeführt werden. 162 EEG konnten im natürlichen Schlafzustand der Tiere gewonnen werden, was im Hinblick auf die Gänshirtschen [*27*] Untersuchungen beim Menschen besonders wichtig erschien. Weiterhin liegen die Auswertung von 15 Nembutal-(Pentobarbital)-EEG und 18 Cardiazol-(Pentylenetetrazol, Metrazol)-Aktivationen zugrunde.

Im Schlaf traten herdgebundene Störungen recht konstant zutage. Die allgemeine pharmakodynamische Schwellensenkung des intraperitoneal applizierten Cardiazol brachte zwar manchmal den Herd nach Abklingen der Anfälle wieder deutlich zum Vorschein, daneben aber traten, wie oben beschrieben, andere Krampfmechanismen hervor, die keinen ursächlichen Zusammenhang zu den besonderen Versuchsbedingungen haben. Dies geschah, abgesehen von Ausnahmen, schon bei einer Dosis von 15 mg/kg Cardiazol. Unter solcher Dosis bekamen 3 der 9 applizierten Tiere i. e. bei 6 von 18 Aktivationen Krampfanfälle. Dies sah STEINMANN [87] bei seinen Tieren mit temporalen ALHY-Herden nicht. Photostimulationen wurden bei dieser Unter-

Datenschlüssel zu den Tabellen

Die Nummern entsprechen der ersten Tabellenrubrik.

1. Tier 1424/1425:

1 — 29. 8. 63	5 — 3. 9. 63	9 — 21. 9. 63
2 — 30. 8. 63	6 — 5. 9. 63	10 — 24. 9. 63
3 — 31. 8. 63	7 — 9. 9. 63	11 — 26. 9. 63
4 — 2. 9. 63	8 — 17. 9. 63	12 — 8. 10. 63

2. Tier 112/113:

1 — 11. 6. 63	7 — 20. 6. 63	13 — 19. 7. 63	19 — 24. 8. 63	25 — 7. 9. 63
2 — 12. 6. 63	8 — 20. 6. 63	14 — 23. 7. 63	20 — 27. 8. 63	26 — 10. 9. 63
3 — 13. 6. 63	9 — 23. 6. 63	15 — 27. 7. 63	21 — 30. 8. 63	27 — 12. 9. 63
4 — 14. 6. 63	10 — 27. 6. 63	16 — 6. 8. 63	22 — 3. 9. 63	28 — 19. 9. 63
5 — 16. 6. 63	11 — 29. 6. 63	17 — 14. 8. 63	23 — 6. 9. 63	29 — 11. 10. 33
6 — 18. 6. 63	12 — 7. 7. 63	18 — 19. 8. 63	24 — 8. 9. 63	30 — 22. 10. 63

3. Tier 105:

1 — 7. 6. 63	8 — 8. 7. 63	15 — 7. 8. 63	22 — 29. 8. 63	29 — 17. 12. 63
2 — 10. 6. 63	9 — 11. 7. 63	16 — 11. 8. 63	23 — 31. 8. 63	
3 — 13. 6. 63	10 — 18. 7. 63	17 — 14. 8. 63	24 — 3. 9. 63	
4 — 15. 6. 63	11 — 23. 7. 63	18 — 17. 8. 63	25 — 6. 9. 63	
5 — 17. 6. 63	12 — 28. 7. 63	19 — 21. 8. 63	26 — 7. 9. 63	
6 — 21. 6. 63	13 — 2. 8. 63	20 — 24. 8. 63	27 — 20. 9. 63	
7 — 27. 6. 63	14 — 3. 8. 63	21 — 26. 8. 63	28 — 4. 10. 63	

4. Tier 817/818:

1 — 15. 8. 63	13 — 3. 9. 63	25 — 21. 9. 63	37 — 9. 10. 63	49 — 17. 12. 63
2 — 16. 8. 63	14 — 7. 9. 63	26 — 24. 9. 63	38 — 10. 10. 63	50 — 30. 1. 64
3 — 17. 8. 63	15 — 9. 9. 63	27 — 26. 9. 63	39 — 11. 10. 63	
4 — 18. 8. 63	16 — 11. 9. 63	28 — 1. 10. 63	40 — 12. 10. 63	
5 — 19. 8. 63	17 — 12. 9. 63	29 — 2. 10. 63	41 — 13. 10. 63	
6 — 21. 8. 63	18 — 13. 9. 63	30 — 3. 10. 63	42 — 14. 10. 63	
7 — 23. 8. 63	19 — 15. 9. 63	31 — 4. 10. 63	43 — 15. 10. 63	
8 — 25. 8. 63	20 — 16. 9. 63	32 — 5. 10. 63	44 — 17. 10. 63	
9 — 26. 8. 63	21 — 17. 9. 63	33 — 7. 10. 63	45 — 20. 10. 63	
10 — 27. 8. 63	22 — 18. 9. 63	34 — 7. 10. 63	46 — 22. 10. 63	
11 — 29. 8. 63	23 — 19. 9. 63	35 — 8. 10. 63	47 — 28. 10. 63	
12 — 30. 8. 63	24 — 20. 9. 63	36 — 8. 10. 63	48 — 9. 11. 63	

suchungsserie mit Herden am sensomotorischen Cortex nicht regelmäßig durchgeführt, nachdem sich gezeigt hatte, daß von ihnen zwar eine Aktivation der Herde zu erwarten war, die Tiere andererseits aber durch die intermittierenden Flackerlichtreize recht unruhig wurden.

Im Schlaf wurden bei den Tieren folgende Phänomene an korticaler und intrazerebraler Aktivität beobachtet:

1. Ausfall von Schlafspindeln über dem Herd. Dies trat besonders im Frühstadium der Reaktionen auf den Herd auf.

2. Betonung von Seiten-Asynchronien, während im Wachzustand bei den ALHY-Tieren nur angedeutete Seitendifferenzen nachweisbar waren.

3. Aktivation von Spitzenpotentialen während der Schlafspindeln.

4. Aktivation einzeln stehender negativer oder positiver Spitzenpotentiale und

5. eine starke Supression epileptischer, sonst deutlicher vorhandener Phänomene im Aufwachstadium (siehe auch VISSER, VIGOUROUX [*99*, *100*]).

Legende zu den nachfolgenden Tabellen:

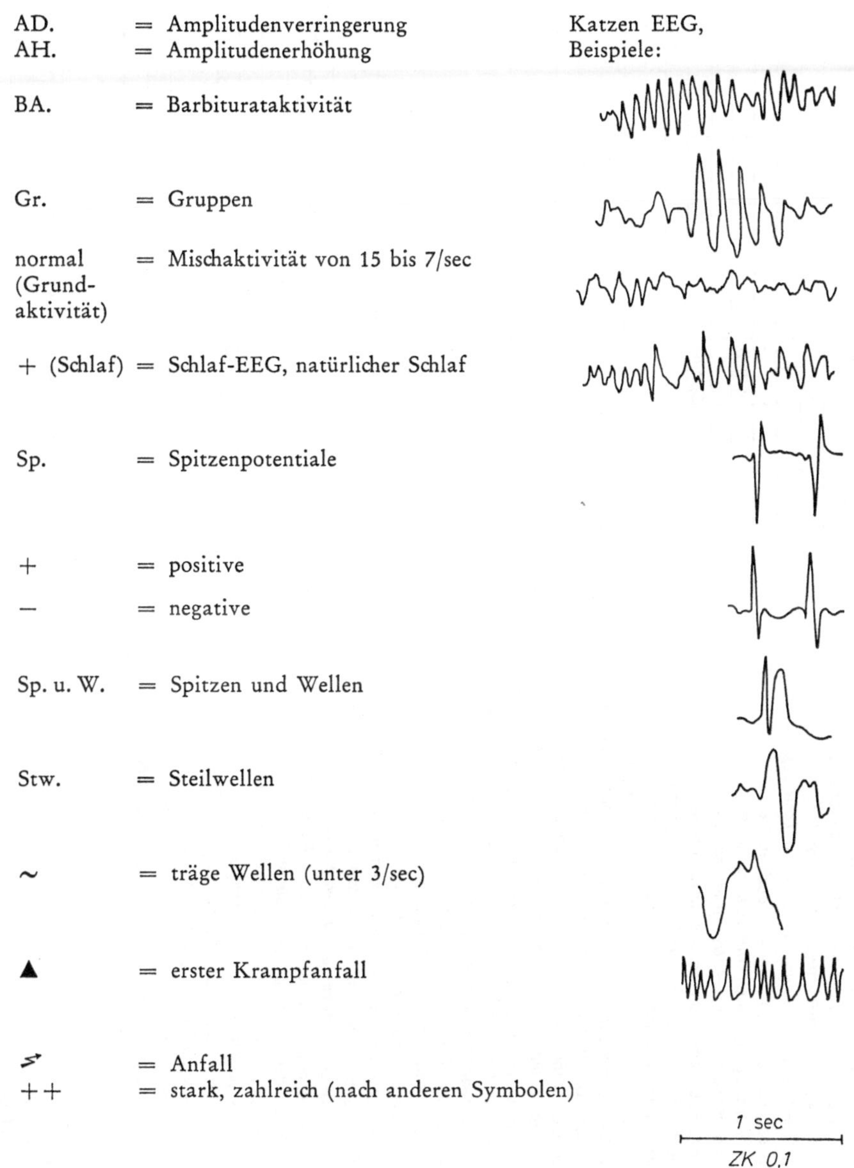

AD.	= Amplitudenverringerung	Katzen EEG,
AH.	= Amplitudenerhöhung	Beispiele:
BA.	= Barbiturataktivität	
Gr.	= Gruppen	
normal (Grund-aktivität)	= Mischaktivität von 15 bis 7/sec	
+ (Schlaf)	= Schlaf-EEG, natürlicher Schlaf	
Sp.	= Spitzenpotentiale	
+	= positive	
—	= negative	
Sp. u. W.	= Spitzen und Wellen	
Stw.	= Steilwellen	
~	= träge Wellen (unter 3/sec)	
▲	= erster Krampfanfall	
⚡	= Anfall	
++	= stark, zahlreich (nach anderen Symbolen)	

Zum besseren Verständnis der hier aufgeführten Tabellenbeispiele ist folgende Erklärung erforderlich:

Katze Nr. 1424 / 1425

EEG-Nr.	1	2	3	4	5	6	7	8	9	10	11	12
li commissura anterior - nucleus caudatus li				Sp.Stw.	∼				∼			
li nucleus caudatus - Wand ventriculi lateralis li									∼			StwGr.
li nucleus caudatus - corpus callosum li				Sp.Stw.	∼				∼			
li Wand ventriculi lateralis - nucl.caud./coll.sup. re									∼			StwGr.
li corpus callosum - nucleus caudatus re									∼			Stw.
re nucl.caud./coll.sup. - nucl. caudatus re				Sp.Stw.					∼			
re nucl.caud. - Wand ventriculi lateralis re	Sp.								∼			Stw.
re nucleus caudatus - corpus callosum re				Sp.Stw.					∼			
re Wand ventriculi lat. - nucl.ventr.thal., pars med. li	Sp.								∼			
re corpus callosum - lamina medullaris interna thal. li									∼			
li nucl.ventr.thal., pars med. - nucl.centr.thal., pars lat. li							SpStwGr.					
li lamina medullaris interna thal. - nucl. lat.thal., pars ant. li							SpStwGr.				Gr.	
li nucl.centr.thal., pars lat. - fimbria hippocampi li							SpStwGr.					
li nucl.lat.thal., pars ant. - nucl.ventr.thal., pars med. re			Sp.Zug								Gr.	
li fimbria hippocampi - lamina medullaris interna thal. re							SpStwGr.					
re nucl.ventr.thal., pars med. - nucl.centr.thal., pars lat. re			Sp.Zug								Gr.	
re lamina medullaris interna thal. - nucl.lat.thal., pars ant. re												
re nucl.centr.thal., pars lat. - fimbria hippocampi re												
li nucl.centri mediani - fascia dentata li									∼			
li nucl.lat.thal., pars post. - corpus callosum li									∼			
li fascia dentata - gyrus paraspleniialis li						Gr.Stw.			∼			
li corpus callosum - nucl.centri mediani re									∼			
li gyrus parasplenialis - nucl.lat.thal., pars post. re						Gr.Stw.			∼			
re nucl.centri mediani - fascia dentata re									∼			
re nucl.lat.thal., pars post. - corpus callosum re									∼			
re fascia dentata - gyrus parasplenialis re									∼			
re corpus callosum - stratum griseum superficiale li	Gr.								∼			
re gyrus parasplenialis - hippocampus li	Gr.								∼			
li stratum griseum superficiale - corpus callosum li	Sp.			Stw.Zug			StwGr.				Gr.	
li hippocampus - gyrus parasplenialis li						Gr.Stw.						
li corpus callosum - gyrus suprasplenialis li	Sp.			Stw.Zug			StwGr.					
li gyrus parasplenialis - stratum griseum superficiale re						Gr.Stw.					Gr.	
li gyrus suprasplenialis - hippocampus re			Sp.Zug	Stw.Zug								
re stratum griseum superficiale - corpus callosum re											Gr.	
re hippocampus - gyrus parasplenialis re			Sp.Zug	Stw.Zug								
re corpus callosum - gyrus suprasplenialis re												
Grundaktivität	∼				normal			normal	normal	normal	∼	∼
Schlaf												

Abb. 16 a u. b. Tabellen der Kontrollkatze 1424/1425

Katze 1424/1425 EEG-Nr.	1	2	3	4	5	6	7	8	9	10	11	12
praezentral-zentral li	Gr.		Gr.Stw.									
praezentral-zentral re	Gr.			Stw								
praezentral-temporal li					Gr.							
praezentral-temporal re					Gr.							
zentral-occipitali li							Gr.		Gr.		Stw.	
zentral-occipitali re							Gr.		Gr.			
temporal-occipitali li	Gr.				StwGr.		Gr.		Gr.		Stw.	
temporal-occipitali re	Gr.						Gr.		Gr.			
Grundaktivität	~	normal	~	~	normal	normal	normal	normal	normal	normal	~	normal
Schlaf												

Abb. 16 b

Die in der 1. Zeile über den Kolumnen angebrachten Zahlen entsprechen den in der zugehörigen Liste aufgeführten Ableitungen an den dort im einzelnen beschriebenen Daten (siehe Datenschlüssel S. 32). Die in den hinter den Lokalisationsangaben (links der Befundrubriken finden sich die Hirngebiete, aus denen die Phänomene abgeleitet wurden) stehenden Kästchen eingetragenen Symbole und Buchstaben bedeuten, daß an den entsprechenden Orten derartige Phänomene erfaßt wurden. Leere Kästchen bedeuten nicht, daß dort keine Elektrencephalogramme geschrieben wurden, sondern lediglich, daß sich keine der beschriebenen Phänomene ausmachen ließen oder sicher gegenüber Artefakten abgrenzen ließen. In den unteren beiden Rubriken sind Grundaktivität und Schlaf registriert.

Da sich bei der Auswertung der Kurven durch unkontrollierte akustische Reize und Signale Täuschungsmöglichkeiten in der Differenzierung gegenüber durch den Herd verursachten Spitzenpotentialen ergeben hätten, wurden bei jeder Ableitung entweder durch Metronomklicks oder durch unregelmäßige akustische Reize die zu erwartenden Reaktionspotentiale untersucht. Damit aber war es möglich, von vornherein eine Täuschung durch Reaktionspotentiale auszuschließen. Diese Relationspotentiale wurden auf den hier vorliegenden Tabellen nicht erwähnt.

Der erste Tabellensatz (Abb. 16 a und b) zeigt die Befunde der Normalkatze 1424/1425, eines Tieres ohne Focus, jedoch mit einer 50 Elektroden umfassenden Elektrodenanlage. Die Ableitepunkte sind, wie auch auf den folgenden Abbildungen dieses Abschnitts, der Tabelle vorangestellt. Nur in den ersten Tagen nach der Operation findet sich eine über die Balkenstrahlung projezierte Spitzenaktivität. Ganz besonders aber werden die Hippocampusformationen durch die Läsion irritiert und zu spitzen, später zu Steilwellenformationen angeregt. Am Cortex wird, auch vorübergehend, eine deutliche Verlangsamung der Hirnaktivität festgestellt.

Die nächsten Tabellen (Abb. 17 a—c) beziehen sich auf das Tier 112/113, bei dem das Corticogramm nur mit Knochenelektroden erfaßt wurde (Abb. 18). Man erkennt deutlich ein Nachlassen der pathologischen Tätigkeit, die nach dem 19. Tag nach Anfallsbeginn nicht mehr vom Cortex zu registrieren ist: Spitzenpotentiale sind danach nicht mehr zu erfassen. Auffallend ist ferner das freie Intervall zwischen dem 13. und 18. Tag, sowie der gering bleibende Einfluß von Cardiazol-Aktivationen auf die epileptische Symptomatologie. Erst der Vergleich dieser Tabelle mit den folgenden, aus subcorticalen Ableitungen gewonnenen, bei Tieren mit gleichartigem Herd, kann aber weitere Klarheit über das Sistieren der Anfälle bringen. Die Abb. 19 und 26 stammen von dem oben beschriebenen Tier 105. Auf der Abb. 19 a und b sind nur die corticalen Ableitungen aufgetragen, aus denen zu erkennen ist, daß vom 12. Ableitetag an keine paroxysmale Aktivität mehr erfaßt wurde. Da nach der 20. Ableitung nur noch Normbefunde registriert wurden — sieht man von den Aktivationen mit Cardiazol ab, die hier nicht im Detail aufgeführt wurden, da es sich um sekundär induzierte Befunde handelte —, konnte die Tabelle hier abgebrochen werden. Nicht so bei den Registrierungen aus subcorticalen Gebieten (Abb. 20 a—d), aus denen noch bis zur Ableitung 26 Spitzenpotentiale erfaßt werden konnten. Bei der Variabilität der Befunde wäre es gewiß nicht berechtigt, von einem „typischen" Beispiel zu reden. Gewiß aber zeichnet sich aus diesen Tabellen eine Tendenz ab, die sich bei einer ganzen Reihe von Tieren erkennen ließ: Der ALHY-Herd ist sicher cortical gesetzt worden, die in Gang gesetzte epileptische Reaktion also corticaler Genese, jedoch sind die sekundär ergriffenen Hirnstrukturen wesentlich an ihrer Ausgestaltung beteiligt. Erst wenn sie zur Ruhe kommen, kann bei der hier untersuchten Herdform von einer Stagnation, ja von einem Stop der Erkrankung geredet werden. Es muß aber betont werden, daß es von dieser Regel gewichtige Ausnahmen gibt (z. B. siehe 817/818), die davor bewahren müssen, zu früh schematische Regeln aufzustellen. Ein bemerkenswerter Gegensatz zu den akuten Untersuchungen JANZENS [*43, 44, 45*] besteht in den bei den chronischen Versuchen isoliert aus subcorticalen Formationen erfaßten Spitzenpotentialen.

Wie aus der Abb. 20 d erkenntlich, wurde durch wiederholte Aktivationen die in den erfaßten Hirngebieten eingetretene Ruhe durchbrochen, doch muß die Frage offenbleiben, ob hier nicht etwas Neues, völlig Andersartiges in Gang gekommen ist, das kaum mehr etwas mit dem ursprünglichen Herd gemein hat, möglicherweise durch ihn nur moduliert wird.

Erst Tage nach dem Anfall treten im Nucleus caudatus Krampfspitzen auf. Auch der Hippocampus wird erst später in die überdauernde Krampfaktivität einbezogen. Sie hält dann dort auch fast solange wie im Nucleus caudatus an. Von der 27. Kurve ab ist auch subcortical spontan keine paroxysmale Tätigkeit mehr zu entdecken. Die pathologische Aktivität tritt beiderseits in den Ammonshörnern und in beiden Schweifkernen besonders deutlich zutage.

Auch bei der Katze 682/862 (Abb. 21 a—c und 22 a—c) kam es nach eintägiger Anfallphase zum Sistieren der Anfälle. Bereits vor dem ersten beobachteten Anfall treten hier in beiden Schweifkernen Spitzenpotentiale auf. Schon sehr früh kommt es auch zu derartigen Phänomenen im Ammonshorn und im Mandelkern der Gegenseite. Auch bei klinischer Anfallfreiheit bleiben Amygdala, Hippocampus und Caudatusformationen produktiv. Die Cortexableitungen boten demgegenüber keine Besonderheiten. Hier mag sich wieder andeuten, daß die angewandte Präparation sich als klinischen Fällen vergleichbares Modell anbietet, bei denen ja auch sehr häufig von

Katze Nr 112/113

	EEG-Nr.	1▲	2	3	4	5	6	7	8	9	10
li. gyrus sigmoideus anterior - gyrus lateralis anterior	li.	Sp.-	Sp.→Stw.	Stw	Stw. ~	Stw	Sp.u.W.	(Stw.)	Cardiazol - Aktivation	Sp.W.Gr.	Sp.u.W.
re. gyrus sigmoideus anterior - gyrus lateralis anterior	re.		Stw.					(Stw.)		(Sp.)	(Sp.u.W.)
li. gyrus sylvius anterior - gyrus lateralis medius	li.	Sp.-	Sp.→Stw.	Stw				Stw.			
re. gyrus sylvius anterior - gyrus lateralis medius	re.	(Sp.)		(Stw.)Gr				Stw.			
li. gyrus lateralis medio-posterior - gyrus ectosylvius medius	re.	Sp.+	Sp.	(Stw.)Gr.		Stw.	Gr.	Stw.			Gr.
re. gyrus lateralis medio-posterior - gyrus ectosylvius medius	li.	Sp.-	(Sp.)	(Stw.)Gr.		Stw.	Gr.	Stw.			Gr.
re. gyrus sylvius posterior - gyrus ectosylvius posterior	re.	Sp.-+	(Sp.)					Gr. ~			(Gr.)
li. gyrus sylvius posterior - gyrus ectosylvius posterior	li.					Stw.	Gr.++	Gr. ~			(Gr.)
re. gyrus sylvius posterior - gyrus lateralis posterior	li.					Stw.	Gr.++	Gr. ~			
li. gyrus sylvius posterior - gyrus lateralis posterior	re.		Sp.					Gr. ~			(Gr.)
li. gyrus lateralis medio-posterior - gyrus lateralis posterior	li.										(Gr.)
re. gyrus lateralis medio-posterior - gyrus lateralis posterior	re.										
Grundaktivität		normal	normal	normal	normal	normal	normal	normal	normal	normal	normal
Schlaf							+				

Abb. 17 a

Abb. 17 a—c. Tabellensatz corticaler Ableitungen bei der Focuskatze 112/113

Katze Nr 112/113

		EEG-Nr.	11	12	13	14	15	16	17	18	19	20
li. gyrus sigmoideus anterior	- gyrus lateralis anterior	li.	Gr. Sp.	Sp. AD.	(Gr.)	Sp.		Cardiazol - Aktivation			Sp-	~
re. gyrus sigmoideus anterior	- gyrus lateralis anterior	re.			(Gr.)							
li. gyrus sylvius anterior	- gyrus lateralis medius	li.		Gr.	(Gr.)						Gr.	Gr.
re. gyrus sylvius anterior	- gyrus lateralis medius	re.		Gr. Sp.	(Gr.)						Gr.	Gr.
li. gyrus lateralis medio-posterior	- gyrus ectosylvius medius	re.	Stw.		Gr.	Stw.					Gr.	Gr.
re. gyrus lateralis medio-posterior	- gyrus ectosylvius medius	li.	Stw.		Gr.	Stw.					Gr.	Gr.
re. gyrus sylvius posterior	- gyrus ectosylvius posterior	re.			(Gr.)	Stw.						
li. gyrus sylvius posterior	- gyrus ectosylvius posterior	li.	Stw.		(Gr.)				Stw.			
re. gyrus sylvius posterior	- gyrus lateralis posterior	li.	Stw.		(Gr.)				Stw.			
li. gyrus sylvius posterior	- gyrus lateralis posterior	re.	Stw.		Gr.							
li. gyrus lateralis medio-posterior	- gyrus lateralis posterior	li.	Stw.		Gr.							
re. gyrus lateralis medio-posterior	- gyrus lateralis posterior	re.			(Gr.)	Stw.						
Grundaktivität			~	li. ~		normal	normal		normal	normal	normal	normal
Schlaf						+						

Abb. 17 b

Katze Nr 112/113

		EEG-Nr.	21	22	23	24	25	26	27	28	29	30
li. gyrus sigmoideus anterior	- gyrus lateralis anterior	li.		~		n	n					
re. gyrus sigmoideus anterior	- gyrus lateralis anterior	re.				io	io					
li. gyrus sylvius anterior	- gyrus lateralis medius	li.		~		at	at					
re. gyrus sylvius anterior	- gyrus lateralis medius	re.		~		iv	iv					
li. gyrus lateralis medio-posterior	- gyrus ectosylvius medius	re.		~		kt	kt					
re. gyrus lateralis medio-posterior	- gyrus ectosylvius medius	li.		~		A	A					
re. gyrus sylvius posterior	- gyrus ectosylvius posterior	re.				-	-					
li. gyrus sylvius posterior	- gyrus ectosylvius posterior	li.				l	l					
re. gyrus sylvius posterior	- gyrus lateralis posterior	li.				zo	zo					
li. gyrus sylvius posterior	- gyrus lateralis posterior	re.				ia	ia					
li. gyrus lateralis medio-posterior	- gyrus lateralis posterior	li.				rd	rd					
re. gyrus lateralis medio-posterior	- gyrus lateralis posterior	re.				Ca	Ca					
Grundaktivität			normal	normal	normal			normal	~	normal	normal	~
Schlaf											+	

Abb. 17 c

corticalen Ableitepunkten bei Ableitungen keine sicher pathologischen Phänomene erfaßt werden können bei einem sicher klinisch erwiesenen epileptischen Prozeß, der zu anderen Zeiten durchaus produktiv sein mag (daher Erregungsfang [*66 a*]).

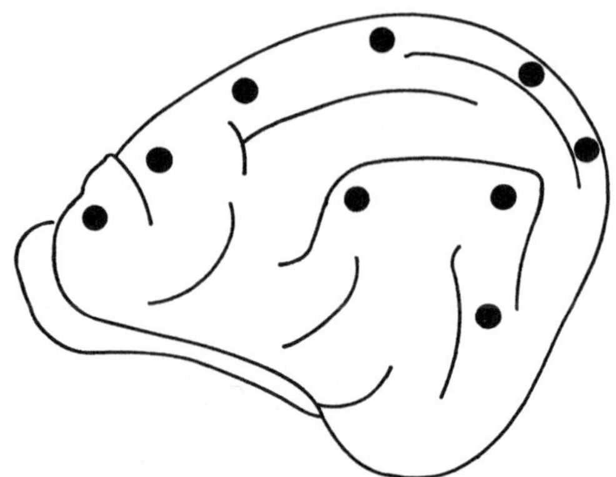

Abb. 18. Erklärung im Text

Katze 105

EEG-Nr.	1	2 ▲	3	4	5	6	7	8	9	10
praezentral-zentral li	Sp.+	StwSp.-	Sp.-		SpGr.		Sp.-			Sp-
praezentral-zentral re	Sp.+	Sp.-	Stw.Sp.-		SpGr.	Stw.	Sp.-			Sp-
praezentral-temporali li										
praezentral-temporali re		Sp+	GrSpStw.							
zentral-occipitali li				Gr.						
zentral-occipitali re				Gr.						
temporal-occipitali li							Stw.			
temporal-occipitali re	Sp+									
Grundaktivität	BA.	~	~		normal	normal	normal	normal	normal	normal
Schlaf						+	+	+		

Abb. 19 a

Katze 105

EEG-Nr.	11	12	13	14	15	16	17	18	19	20
praezentral-zentral li					Stw.					
praezentral-zentral re		Sp-			Stw.					
praezentral-temporal li										
praezentral-temporal re										
zentral-occipital li										
zentral-occipital re										
temporal-occipital li										
temporal-occipital re										
Grundaktivität	normal	normal	normal	normal'	normal	normal	normal	normal	normal	normal
Schlaf	+	+	+	+		+	+	+	+	+

Abb. 19 b

Abb. 19 a u. b. Tabellensatz über corticale Ableitungen bei Mutterkatze 105, Focus- und Anfalltier

Katze Nr. 105

EEG Nr.	1	2 ▲	3	4	5	6	7	8	9	10
li diagonales Band-septum pellucidum li				Gr.				Sp.-		
re septum pellucidum-nucleus caudatus li		Gr.	Gr.	Gr.	Gr.			Sp.-		
li septum pellucidum-corpus callosum li		Gr.	Gr.	Gr.		Stw.Sp.Gr.	Sp.+		Gr. Sp.-	Sp.Gr.
li nucleus caudatus-tractus tectoolivaris re		Gr.	Gr.	Gr.	Gr.	Stw.Gr.	Sp.+	Sp.+	Gr.Stw.Sp.+	Sp.Gr.
li corpus callosum-colliculus striatus re		Gr.	Gr.	Gr.		Stw.Gr.	Sp.-	Stw.	Gr.Stw.Sp.+	Sp.Gr.
re tractus tectoolivaris-nucleus caudatus re				Gr.				Sp.-	Gr.	
re colliculus striatus-Wand ventriculi lateralis re				Gr.	Sp.Gr.			Sp.+	Gr.	
re nucleus caudatus-corpus callosum re				Gr.	Sp.Gr.			Sp.+		
re Wand ventriculi lateralis-commissura anterior li				Gr.	Sp.Gr.			Sp.+		
li corpus callosum-commissura anterior li				Gr.						
li commissura anterior-commissura anterior li	Sp.+ Stw.		Sp.-	Gr.		Stw.Gr.				
li commissura anterior-fornix li				Gr.		Stw.Gr.				
li commissura anterior-corpus callosum li	Sp.-			Gr.						
li fornix-nucleus lat. thal., pars post. re		Sp.+		Gr.		Stw.Gr.				
li corpus callosum-nucleus lat. thal., pars post. re		Sp.+		Gr.						
re nucleus lat. thal., pars post.-nucleus lat. thal. pars ant. re		Sp.-		Gr.		Stw.Gr.				
re nucleus lat. thal., pars post.-corpus callosum re				Gr.		Stw.Gr.		Sp.-Stw.	Sp.-Stw.	
re nucleus lat. thal., pars ant.-gyrus parasplenialis re				Gr.		Stw.Gr.				
li tractus tegmenti centralis-area praetaenialis li		Sp.-	Stw.		Stw.Gr.		Stw.			
li nucleus commissurae posterioris-hippocampus li			Sp.-		Stw.Gr.Sp.-		Sp.-Stw.		Sp.+	Sp.-
li area praetaenialis-corpus callosum/gyrus parasplenialis li					Stw.Gr.Sp.+	Sp.Gr.Sp.-				
li hippocampus-hippocampus re			Sp.+		Stw.Gr.Sp.-	Sp.Gr.Sp.+			Sp.-	Sp.+
li corpus callosum/gyrus parasplenialis-area praetectalis re					Stw.Gr.Sp.-					
re hippocampus-nucleus commissurae posterioris re		Stw.								
re area praetectalis-corpus callosum re										
re nucleus commissurae posterioris-centrum semiovale re										
re corpus callosum-stratum griseum centrale li										
re centrum semiovale-colliculus superior li			Sp.+							
li stratum griseum centrale-corpus callosum li	Sp.+	Gr.				Sp.-	Stw.	Sp.-		Sp.-
li colliculus superior-gyrus parasplenialis dorsalis li	Sp.+	Gr.				Sp.-		Sp.-	Stw.	Sp.-
li corpus callosum-gyrus parasplenialis dorsalis li		Gr.								
li gyrus parasplenialis dorsalis-stratum griseum centrale re	Sp.+	Gr.	Sp.+ -			Sp.-	Stw.			Sp.+
li gyrus parasplenialis dorsalis-coll. sup. et corpus restiforme re		Gr.								
re stratum griseum centrale-hippocampus re	Sp.-	Gr.				Sp.-	Stw.			Sp.-
re coll. sup. et corpus restiforme-corpus callosum re		Gr.								
re hippocampus-gyrus suprasplenialis re		Gr.								
Grundaktivität	B-akt.	verl. ∽	gering ∽		normal	normal	normal	normal	normal	normal
Schlaf						+	+	+		

Abb. 20 a

Abb. 20 a—d. Tabellensatz subcorticaler Ableitungen bei Mutterkatze 105, Focus- und Anfalltier

Katze Nr. 105

EEG Nr.	*11*	*12*	*13*	*14*	*15*	*16*	*17*▲	*18*	*19*	*20*
li diagonales Band-septum pellucidum li										*Sp.*
re septum pellucidum-nucleus caudatus li										*Sp.*
li septum pellucidum-corpus callosum li										*Sp.*
li nucleus caudatus-tractus tectoolivaris re										
li corpus callosum-colliculus striatus re										
re tractus tectoolivaris-nucleus caudatus re										
re collicus striatus-Wand ventriculi lateralis re										*Sp.*
re nucleus caudatus-corpus callosum re										
re Wand ventriculi lateralis-commissura anterior li									*Stw.*	*Sp.*
li corpus callosum-commissura anterior li						*Sp.Stw.*		*Stw.*	*Stw.*	
li commissura anterior-commissura anterior li						*Sp.*				
li commissura anterior-fornix li						*Sp.*		*Sp.*	*Sp.*	
li commissura anterior-corpus callosum li						*Sp.*				
li fornix-nucleus lat. thal., pars post. re							*Sp.*			
li corpus callosum-nucleus lat. thal., pars post. re										
re nucleus lat. thal., pars post.-nucleus lat. thal. pars ant. re							*Sp.*			
re nucleus lat. thal., pars post.-corpus callosum re										
re nucleus lat. thal., pars ant.-gyrus parasplenialis re										
li tractus tegmenti centralis-area praetaenialis li										
li nucleus commissurae posterioris-hippocampus li										
li area praetaenialis-corpus callosum/gyrus parasplenialis li										
li hippocampus-hippocampus re	*Stw.*								*Stw.*	
li corpus callosum/gyrus parasplenialis-area praetectalis re	*Stw.*								*Stw.*	
re hippocampus-nucleus commissurae posterioris re										
re area praetectalis-corpus callosum re										
re nucleus commissurae posterioris-centrum semiovale re				*Gr.*						
re corpus callosum-stratum griseum centrale li										
re centrum semiovale-colliculus superior li				*Gr.Stw.*						
li stratum griseum centrale-corpus callosum li						*Stw.*				
li colliculus superior-gyrus parasplenialis dorsalis li										
li corpus callosum-gyrus parasplenialis dorsalis li										
li gyrus parasplenialis dorsalis-stratum griseum centrale re	*Sp.Stw.*	*Sp.*	*Stw.*	*Stw.*		*Stw.*				
li gyrus parasplenialis dorsalis-coll. sup. et corpus restiforme re	*Sp.++Stw.*	*Sp.Stw.*	*Stw.*	*Stw.*		*Stw.*		*Sp*		*Sp.*
re stratum griseum centrale-hippocampus re			*Stw.*			*Stw.*				*Sp.*
re coll. sup. et corpus restiforme-corpus callosum re	*Stw.*	*Sp.Stw.*	*Stw.*	*Sp.Stw.*		*Stw.*		*Sp*		
re hippocampus-gyrus suprasplenialis re	*Stw.*	*Sp.Stw.*	*Stw.*	*Stw.*		*Sp.*		*Sp‡*		
Grundaktivität	*normal*	*normal*	*normal*	*normal*	*normal*	*normal*	*normal*	*normal*	*normal*	*normal*
Schlaf	+	+	+			+				

Abb. 20 b

Katze Nr. 105

EEG Nr.	21	22	23	24	25	26	27	28	29	30	31	32	33	34
li diagonales Band-septum pellucidum li					Stw.									
re septum pellucidum-nucleus caudatus li						Sp.-Stw.								
li septum pellucidum-corpus callosum li														
li nucleus caudatus-tractus tectoolivaris re														
li corpus callosum-colliculus striatus re						Stw.								
re tractus tectoolivaris-nucleus caudatus re														
re collicus striatus-Wand ventriculi lateralis re														
re nucleus caudatus-corpus callosum re														
re Wand ventriculi lateralis-commissura anterior li										→				
li corpus callosum-commissura anterior li											C	C		C
li commissura anterior-commissura anterior li										n	a	a		a
li commissura anterior-fornix li										o	r	r		r
li commissura anterior-corpus callosum li										i	d	d		d
li fornix-nucleus lat. thal., pars post. re										t	i	i	Sp.-	i
li corpus callosum-nucleus lat. thal., pars post. re										a	a	a	Sp.-	a
re nucleus lat. thal., pars post.-nucleus lat. thal. pars ant. re										v	z	z	Sp.+	z
re nucleus lat. thal., pars post.-corpus callosum re										i	o	o		o
re nucleus lat. thal., pars ant.-gyrus parasplenialis re										t	l	l	Sp.-	l
li tractus tegmenti centralis-area praetaenialis li					Stw.					k				
li nucleus commissurae posterioris-hippocampus li	Sp.-	Sp.-		Stw.						A	A	A		A
li area praetaenialis-corpus callosum/gyrus parasplenialis li			Stw.								k	k		k
li hippocampus-hippocampus re	Sp.+										t	t		t
li corpus callosum/gyrus parasplenialis-area praetectalis re										l	i	i		i
re hippocampus-nucleus commissurae posterioris re										o	v	v	Sp.-	v
re area praetectalis-corpus callosum re										z	a	a		a
re nucleus commissurae posterioris-centrum semiovale re										a	t	t		t
re corpus callosum-stratum griseum centrale li										i	i	i		i
re centrum semiovale-colliculus superior li										d	o	o		o
li stratum griseum centrale-corpus callosum li		Sp.-Stw.								r	n	n		n
li colliculus superior-gyrus parasplenialis dorsalis li		Sp.-Stw.								a				
li corpus callosum-gyrus parasplenialis dorsalis li		Sp.+								C				
li gyrus parasplenialis dorsalis-stratum griseum centrale re														
li gyrus parasplenialis dorsalis-coll. sup. et corpus restiforme re		Sp.+ Stw.												
re stratum griseum centrale-hippocampus re		Sp.			Sp.-								Sp.-	
re coll. sup. et corpus restiforme-corpus callosum re													Stw.	
re hippocampus-gyrus suprasplenialis re		Sp.+											Sp.-	
Grundaktivität	normal	normal	normal	normal	normal	normal	normal	normal	normal	normal			normal	
Schlaf	+	+	+		+	+	+						+	

Abb. 20 c

Abb. 20 d

Als letzter Tabellensatz soll jetzt der des Katers 817/818 aufgeführt werden (Abb. 23 a—e und 23 A—E). Dieses Tier, sehr alt im Gegensatz zu den anderen Katzen, war auch rein klinisch bereits auffallend. Überaus heftig waren seine Anfälle. Mit Über-

Katze 682/862

EGG-Nr.	1	2	3	4	5	6	7	8	9	10
praezentral-zentral li		Gr.			~					Stw.
praezentral-zentral re	Stw.	Gr.		~						~
praezentral-temporal li				~	~					
praezentral-temporal re										
zentral-occipital li										
zentral-occipital re										
temporal-occipital li				Gr.						
temporal-occipital re				Gr.						
Grundaktivität	~	~		normal	normal	normal	normal	~	normal	~
Schlaf		+		+		+				+

Abb. 21 a

Katze 682/862

EGG-Nr.	11	12	13	14	15	16	17▲	18	19	20
praezentral-zentral li						AD.		Gr.		
praezentral-zentral re	Stw.	~	Stw.		~	SpStw.			Stw.	Sp-
praezentral-temporal li			Sp.+							
praezentral-temporal re	~		Sp-							
zentral-occipital li				Gr.						Sp.
zentral-occipital re				Gr.						Sp.
temporal-occipital li			Gr.							
temporal-occipital re			Gr.							
Grundaktivität	normal	normal	normal	normal	normal	normal	normal	normal	normal	normal
Schlaf	+	+	+			+			+	

Abb. 21 b

Katze 682/862

EGG-Nr.	21	22	23	24	25	26	27	28		
praezentral-zentral li			Gr.							
praezentral-zentral re	Sp.		GrSp.							
praezentral-temporal li										
praezentral-temporal re										
zentral-occipital li										
zentral-occipital re										
temporal-occipital li				Gr.						
temporal-occipital re				Gr.						
Grundaktivität	~	~	~	normal	normal	normal	normal	normal		
Schlaf		+		+		+		+		

Abb. 21 c

Abb. 21 a—c. Tabellensatz corticaler Ableitungen der Katze 862/682. Focus- und Anfalltier

Katze Nr. 682/862

EEG Nr.	1	2	3	4	5	6	7	8	9	10
li nucleus amygdalae-nucleus caudatus li										
li globus pallidus-nucleus caudatus li										
li nucleus caudatus-corpus callosum li										
li nucleus caudatus-nucleus supraopticus re										
li corpus callosum-area hypothalamica anterior re										
re nucleus supraopticus-commissura anterior re										
re area hypothalamica anterior-septum pellucidum re										
re commissura anterior-nucleus caudatus re										
re septum pellucidum-nucleus hypothalamicus antero-medialis li	Stw.									
re nucleus caudatus-nucleus praethalamicus li	Stw.							n	n	
li nucleus hypothalamicus antero-medialis-stria terminalis li	Sp.Stw.	Sp.Stw.	Sp.Stw.		Stw.			o	o	
li nucleus praethalamicus-nucleus caudatus li	Sp Stw.	Sp.Stw.	Sp.Stw.					i	i	
li stria terminalis-nucleus caudatus li			Sp.Stw.				Stw.	t	t	
li nucleus caudatus-area hypothalamica anterior re								a	a	
li nucleus caudatus-stria terminalis re								v	v	
re area hypothalamica anterior-nucleus caudatus re								i	i	
re stria terminalis-nucleus caudatus re								t	t	
re nucleus caudatus-radiatio corporis callosi re								k	k	
li nucleus filiformis principalis-nucl.med.dors.thalami li								A	A	
li nucl.ventr.thal.,pars med.-nucleus parataenialis li										
li nucl.med.dors.thal.-fornix li								l	l	
li nucleus parataenialis-fasciculus mamillothalamicus re								o	o	
li fornix-nucleus submedius thalami re								z	z	
re fasciculus mamillothalamicus-nucleus parataenialis re								a	a	
re nucleus submedius thalami-fornix re						Sp.		i	i	
re nucleus parataenialis-corpus callosum re						Sp.		d	d	
re fornix-cortex periamygdalae li	Stw.	Stw.						r	r	
re corpus callosum-hippocampus li						Stw.		a	a	
li cortex periamygdalae-tractus pyramidalis li	Sp-Stw.	Stw.	Sp.Stw.	Stw.	Stw.		Stw	C	C	
li hippocampus-nucl.lat.thal.,pars post. li										
li tractus pyramidalis-nucl.lat.thal.,pars ant. li										
li nucl.lat.thal.,pars post.-nucleus amygdalae re			Sp.Stw.							Stw.
li nucl.lat.thal.,pars ant.-hippocampus re	Sp.		Sp.Stw.							Stw.
re nucleus amygdalae-nucl.centr.thal.,pars lat. re	Sp.		Sp.Stw.							
re hippocampus-nucl.lat.thal.,pars ant. re			Sp.Stw.							Stw.
re nucl.centr.thal.pars lat.-fimbria hippocampi re	Sp.									Stw.
Grundaktivität	~	~	~	~	~	normal	normal			~
Schlaf		+		+		+				+

Abb. 22 a

Abb. 22 a—c. Tabellensatz subcorticaler Ableitungen der Katze 862/682. Focus- und Anfalltier

Katze Nr. 682/862

EEG Nr.	11	12	13	14	15	16	17	18	19	20
li nucleus amygdalae-nucleus caudatus li										
li globus pallidus-nucleus caudatus li										
li nucleus caudatus-corpus callosum li							Sp.+Stw.Gr.			
li nucleus caudatus-nucleus supraopticus re										
li corpus callosum-area hypothalamica anterior re										
re nucleus supraopticus-commissura anterior re										
re area hypothalamica anterior-septum pellucidum re										
re commissura anterior-nucleus caudatus re										
re septum pellucidum-nucleus hypothalamicus antero-medialis li									Sp.-	
re nucleus caudatus-nucleus praethalamicus li									Sp.-	
li nucleus hypothalamicus antero-medialis-stria terminalis li										
li nucleus praethalamicus-nucleus caudatus li										
li stria terminalis-nucleus caudatus li										
li nucleus caudatus-area hypothalamica anterior re								Sp.+		
li nucleus caudatus-stria terminalis re										
re area hypothalamica anterior-nucleus caudatus re	Sp.-	Stw.						Sp.-		
re stria terminalis-nucleus caudatus re	Sp.-	Stw.							Sp.-	
re nucleus caudatus-radiatio corporis callosi re										
li nucleus filiformis principalis-nucl.med.dors.thalami li	Sp.-							Sp.-	Sp.+	
li nucl.ventr.thal.,pars med.-nucleus parataenialis li	Sp.-			Stw.			Stw.	Stw.		
li nucl.med.dors.thal.-fornix li										
li nucleus parataenialis-fasciculus mamillothalamicus re	Stw.			Stw.			Stw.	Stw.		
li fornix-nucleus submedius thalami re						Sp.-				
re fasciculus mamillothalamicus-nucleus parataenialis re	Sp.-								Sp.+	
re nucleus submedius thalami-fornix re						Sp.+				
re nucleus parataenialis-corpus callosum re										
re fornix-cortex periamygdalae li	Sp.+					Stw.	Sp.+			
re corpus callosum-hippocampus li	Sp.+						Sp.+			
li cortex periamygdalae-tractus pyramidalis li	Sp.-									
li hippocampus-nucl.lat.thal.,pars post. li	Sp.-									
li tractus pyramidalis-nucl.lat.thal.,pars ant. li										
li nucl.lat.thal.,pars post.-nucleus amygdalae re	Sp.+Stw				Stw.	Sp.-	Stw.Gr.	Sp.+		
li nucl.lat.thal.,pars ant.-hippocampus re										
re nucleus amygdalae-nucl.centr.thal.,pars lat. re	Sp.-Stw.	Sp.-			Stw.	Sp.+	Stw.Gr.	Sp.-		Stw.
re hippocampus-nucl.lat.thal.,pars ant. re										
re nucl.centr.thal.pars lat.-fimbria hippocampi re								Sp.+		
Grundaktivität	normal	normal	normal	normal	normal	normal	normal	normal	normal	normal
Schlaf	+	+	+	+		+	+	+	+	+

Abb. 22 b

Katze Nr. 682/862

EEG Nr.	21	22	23	24	25	26	27	28
li nucleus amygdalae-nucleus caudatus li								
li globus pallidus-nucleus caudatus li								
li nucleus caudatus-corpus callosum li								
li nucleus caudatus-nucleus supraopticus re			Stw.			Sp.		
li corpus callosum-area hypothalamica anterior re			Stw.					
re nucleus supraopticus-commissura anterior re								
re area hypothalamica anterior-septum pellucidum re								
re commissura anterior-nucleus caudatus re								
re septum pellucidum-nucleus hypothalamicus antero-medialis li							Sp.Stw.	Sp.+Stw.
re nucleus caudatus-nucleus praethalamicus li			Stw.				Sp.Stw.	Sp.+Stw.
li nucleus hypothalamicus antero-medialis-stria terminalis li		Sp.Stw.			Sp.-	Sp.		Sp.
li nucleus praethalamicus-nucleus caudatus li		Stw.		Sp.-		Sp.		Sp.
li stria terminalis-nucleus caudatus li		Stw.		Sp.	Sp.-	Sp.		Sp.
li nucleus caudatus-area hypothalamica anterior re					Sp.-			
li nucleus caudatus-stria terminalis re								
re area hypothalamica anterior-nucleus caudatus re				Stw.				
re stria terminalis-nucleus caudatus re								
re nucleus caudatus-radiatio corporis callosi re								
li nucleus filiformis principalis-nucl.med.dors.thalami li								
li nucl.ventr.thal.,pars med.-nucleus parataenialis li								
li nucl.med.dors.thal.-fornix li								
li nucleus parataenialis-fasciculus mamillothalamicus re		Stw.			Sp.Stw.			
li fornix-nucleus submedius thalami re		Stw.			Sp.Stw.			
re fasciculus mamillothalamicus-nucleus parataenialis re								Sp.-
re nucleus submedius thalami-fornix re	Sp.Stw.							Sp.-
re nucleus parataenialis-corpus callosum re		Stw.			Sp.			
re fornix-cortex periamygdalae li	Stw.							
re corpus callosum-hippocampus li		Stw.						
li cortex periamygdalae-tractus pyramidalis li			Stw.					
li hippocampus-nucl.lat.thal.,pars post. li								
li tractus pyramidalis-nucl.lat.thal.,pars ant. li								
li nucl.lat.thal.,pars post.-nucleus amygdalae re	Stw.	Stw.	Stw.	Sp.				Sp.
li nucl.lat.thal.,pars ant.-hippocampus re	Sp.Stw.	Stw.		Sp.	Sp.+	Sp.		Sp.
re nucleus amygdalae-nucl.centr.thal.,pars lat. re				Sp.	Sp.-	Sp.		
re hippocampus-nucl.lat.thal.,pars ant. re		Stw.	Sp.Stw.	Sp.				Sp.-
re nucl.centr.thal.pars lat.-fimbria hippocampi re		Stw.	Sp.Stw.		Sp.+	Sp.		
Grundaktivität	normal	∼	∼	normal	normal	normal	normal	normal
Schlaf		+		+		+		+

Abb. 22 c

leben und Sistieren der Anfälle wurde aufgrunddessen nicht mehr gerechnet. Dennoch, ohne jede Medikation, überstand das Tier seine Anfälle völlig. Auch es mußte schließlich nur zur Elektrodenkontrolle geopfert werden (siehe auch Krankengeschichte).

Kater 817/818

EEG-Nr.:	1	2	3	4	5	6	7	8	9	10
praezentral zentral li:			Stw.Sp.Gr.		Sp.+		(Stw.Gr.)	Stw.Gr.Sp.-	Sp.u.W.	Stw.
" " re:			Stw.Sp.Gr.		Sp.+		Stw.Gr.	Stw.Gr.Sp.-	Stw.Gr.	Stw.
praezentral temporal li:					Sp.-					
" " re:										
zentral occipital li:										
" " re:					AD.					
temporal occipital li:		Stw.	Stw.Gr.	AD.			Stw.			
" " re:		Stw.	Stw.Gr.				(Stw.)			
Grundaktivität:	BA ~	~	~	~	normal	normal	normal	normal	normal	normal
Schlaf:		+	+	+	+	+			+	+

Abb. 23 a

Abb. 23 a—e. Tabellensatz corticaler Ableitungen bei Kater 817/818. Focus- und Anfalltier

Kater 817/818

EEG-Nr.:	11	12	13	14	15	16	17	18	19	20
praezentral zentral li:	Gr.Sp.u.W.		Sp.u.W.	Sp.-			Sp.+	Stw.Gr.Sp.-+	Stw.Gr.	Stw.Gr.
" " re:	Gr.Sp.u.W.	Sp.-+	Sp.-+	Sp.++	Stw.Gr.Sp.-+			Stw.Gr.Sp.+-	Stw.Gr.Sp.-	Stw.Gr.
praezentral temporal li:			Sp.-		Sp.-				Stw.Gr.	
" " re:			~		Sp-				Stw.Gr.	
zentral occipital li:								Sp.-	Stw.Gr.	Stw.
" " re:				Sp.-				Sp.-	Sp.-+	
temporal occipital li:		Stw.Gr.			Stw.		Stw.		Stw.	
" " re:	Stw.Gr.	Stw.Gr.			Stw.		Stw.			
Grundaktivität:	normal	normal	normal	normal	normal	normal	normal	normal	normal	~
Schlaf:	+	+	+	+	+	+	+		+	+

Abb. 23 b

Kater 817/818

EEG-Nr.:	21	22	23	24	25	26	27	28	29	30 △
praezentral zentral li:	~			Sp.-	Sp.+	Stw.Gr.Sp.-			Stw.Gr.Sp.-	Sp.-Stw.
" " re:		Sp.-	Stw.	Sp.-Stw.	Sp.-	Stw.	Sp.-	Stw.	Stw.Gr.	
praezentral temporal li:	Sp-+				AD.					
" " re:	Sp.-			Stw.	Sp.Gr.					Stw.
zentral occipital li:					Sp.-		Sp.u.W.			AH.
" " re:					~					
temporal occipital li:						Stw.Gr.		AD.	AD.	
" " re:		~	Stw.		~	Stw.				AH. ~
Grundaktivität:	normal	normal	normal	normal	normal	normal	normal	~	normal	~
Schlaf:	+	+	+	+	+		+	+	+	+

Abb. 23 c

Kater 817/818

EEG-Nr.:	31	32	33	34	35	36	37	38	39	40
praezentral zentral li:			Sp-+			Sp.–	Sp.–+		Stw.	Stw.Gr.
" " re:	Sp.–+	Sp.-Stw.	Sp.–	Sp.–		Sp.–	Sp.–	Sp.–+	Stw.	Stw.Gr.
praezentral temporal li:						Sp.+	Sp.+		Stw.	
" " re:					Sp.–		Sp.–	Sp.–		Stw.
zentral occipital li:										
" " re:							Sp.–+			
temporal occipital li:										
" " re:		Stw.								
Grundaktivität:	normal	~	normal	~	~	~	~	~	normal~	normal~
Schlaf:						+	+		+	+

Abb. 23 d

Kater 817/818

EEG-Nr.:	41	42	43	44	45	46	47	48	49	50
praezentral zentral li:	Sp.u.W.	Stw.Gr.Sp.-	Sp.W.Gr.	Stw.Gr.	Sp.W.Gr.	AD.	Sp.W.Gr.Sp.	Sp.–	Gr.Stw.	Gr.Stw.Sp.-
" " re:	Stw.Gr.Sp.-	Stw.		Stw.Gr.	Sp.W.Gr.~			~AH.	Gr.Sp.	Gr.
praezentral temporal li:				Sp.–		AD.		Gr.		
" " re:				Sp.+				Gr.	Sp.–	
zentral occipital li:				Sp.–	Stw.	Sp.–	Sp.u.W.		Sp.–	
" " re:					Sp.–					
temporal occipital li:		Sp.–Gr.D.	Stw.Gr.	Sp.–		AD.	AD.		Sp.Gr.	
" " re:	Sp.–	Stw.Gr.Sp.	Stw.Gr.	Sp.–	Stw.				Sp.Gr.	
Grundaktivität:	normal	normal	~	normal	normal	normal	normal	normal	normal	normal
Schlaf:	+	+				+	+	+	+	+

Abb. 23 e

Schon bei Betrachtung der Tabellen der corticalen Ableitungen fällt auf, daß hier vor allem über dem Herd Krampfspitzen bestehenbleiben, die besonders im Schlaf auftreten. Wie aus EEG Nr. 20 zu erkennen ist, ist schon lange vor Ausbruch klinischer Erkrankung eine weitausgebreitete Spitzenaktivität vorhanden, die aber den herdseitigen Nucleus caudatus ausspart. Dieser wird erst nach Einsetzen der klinischen Anfälle mit erfaßt. Parallel damit aber geht eine Besserung des klinischen Zustandsbildes einher.

Ungewöhnlich ist das Persistieren pathologischer Potentiale, die von corticalen Punkten abgeleitet werden, die allein aber offenbar nicht ausreichen, um klinische Anfälle zu produzieren.

Eine Entscheidung über den Mechanismus, der diesen Phänomenen zugrundeliegt, läßt sich aufgrund der vorliegenden Untersuchungen noch nicht erbringen. Im folgenden Abschnitt sollen einige EEG zur Darstellung kommen, deren Besprechung im allgemeinen den Legenden zu den Bildern zu entnehmen ist.

Kater 817/818

EEG-Nr	1	2	3	4	5	6	7	8	9	10
li corpus callosum-commissura anterior li			Sp.-	Sp.-Stw.		Stw.	Sp.+			
li septum pellucidum-area hypothalamica anterior li					Sp.+Stw.	Sp.-	Sp.-			Sp.-
li commissura anterior-regio praeoptica li			Sp.+	Sp.+		Stw.	Sp.-			
li area hypothalamica anterior-gyrus suprasplenialis re					Sp.-				SpWGrSp.	
li regio praeoptica-centrum semiovale re										Sp.-
re gyrus suprasplenialis-corpus callosum re										
re centrum semiovale-septum pellucidum re	BGr.		Sp.-+		Sp.-	Stw.			Sp.-	
re corpus callosum-commissura anterior re	BGr.	BGr.		Sp.-		Stw.				Stw.
re septum pellucidum-nucleus caudatus li		BGr.	Sp.-+						Sp.-	
re commissura anterior-nucleus caudatus li				Stw.						
li nucleus caudatus-capsula interna li	Sp.-Zug									
li nucleus caudatus-nucleus entopeduncularis li				Sp.-						
li capsula interna-area hypothalamica anterior li										
li nucleus entopeduncularis-corpus callosum re					Sp.-+	Sp.-+Stw.			Sp.+	Sp.-+
li area hypothalamica anterior-fimbria hippocampi re				Sp.-+						Sp.-+
re corpus callosum-nucleus lateralis thalami re					Sp.-+	Stw.		Sp.+	Sp.-	Sp.-
re fimbria hippocampi-nucl.ventr.thal.,pars lat. re				Sp.-	Sp.-					
re nucleus lateralis thalami-area hypothalamica posterior re				Sp.-	Sp.-+			Sp.-		
li corpus callosum-nucl.antero-ventralis thalami li										Stw.
li fornix-nucleus med.dors.thalami li										
li nucl.antero-ventralis thalami-fasciculus mamillothalamicus li										
li nucl.med.dors.thalami-centrum semiovale/caps.interna re										
li fasciculus mamillothalamicus-capsula interna re										
re centrum semiovale/caps.interna-putamen re										
re capsula interna-corpus amygdalae centrale re										Stw.
re putamen-corpus amygdalae laterale re									Sp.+	
re corpus amygdalae centrale-fimbria hippocampi li										
re corpus amygdalae laterale-nucl.lat.thal.,pars post. li										
li fimbria hippocampi-nucl.ventr.thal.,pars posteromedialis li										
li nucl.lat.thal.,pars post.-tractus pyramidalis li										
li nucl.ventr.thal.,pars posteromedialis-fascia dentata li									Sp.+Züge	Sp.+Züge
li tractus pyramidalis-nucl.med.dors.thal. re										
li fascia dentata-nucl.submedius thalami re									Sp.-Züge	Sp.-Züge
re nucl.med.dors.thal.-area hypothalamica dors. re		Sp.+								
re nucl.submed.thal.-nucl.interstitialis supramamillaris re									Sp.-Züge	
re area hypothalamica dors.-nucl.med.corporis mamillaris re		Sp.-								
Grundaktivität	BA.u.~	~	~	~	normal	normal	normal	normal	normal	normal
Schlaf		+		+	+	+			+	+

Abb. 23 A

Abb. 23 A—E. Tabellensatz subcorticaler Ableitungen bei Kater 817/818. Focus- und Anfalltier

Kater 817/818

EEG-Nr	11	12	13	14	15	16	17	18	19	20
li corpus callosum - commissura anterior li					Stw.		Sp.++	Sp.+		Sp.-
li septum pellucidum - area hypothalamica anterior li	StwGrSp-				Sp.-Stw.		Sp.-	Sp.+	Sp.-	Sp.+
li commissura anterior - regio praeoptica li	StwGr.						Sp+		Stw.	StwGrSp+
li area hypothalamica anterior - gyrus suprasplenialis re					Sp.-Stw.		Sp.+		Sp+Gr.	
li regio praeoptica - centrum semiovale re						Sp.-	Sp.-	Sp.+	Sp+Gr.	StwGrSp-
re gyrus suprasplenialis - corpus callosum re										
re centrum semiovale - septum pellucidum re	SpStwGr.									
re corpus callosum - commissura anterior re	SpStwGr.	Sp.+			Sp.-	Sp.-Stw.	Sp.-	Sp.-	Sp.-	StwGr.
re septum pellucidum - nucleus caudatus li									Stw.	
re commissura anterior - nucleus caudatus li		Sp.-				Sp.-Stw.	Sp.-			StwGr.
li nucleus caudatus - capsula interna li										
li nucleus caudatus - nucleus entopeduncularis li										
li capsula interna - area hypothalamica anterior li										
li nucleus entopeduncularis - corpus callosum re	Sp.-+	Sp.-+	Sp.-		Sp.-+	Sp.-	Stw.		Stw.	
li area hypothalamica anterior - fimbria hippocampi re										
re corpus callosum - nucleus lateralis thalami re	Sp.-+	Sp.+			Sp.-	Sp+	Stw.		Stw.	
re fimbria hippocampi - nucl. ventr. thal., pars lat. re		Stw.Gr.			Sp.-			Stw.		
re nucleus lateralis thalami - area hypothalamica posterior re		StwGr.		Stw.	Sp.-					
li corpus callosum - nucl. antero-ventralis thalami li					Sp.-Stw.	Sp.-	Sp.+		StwGr.	Sp.-+
li fornix - nucleus med. dors. thalami li			Sp.Gr.		Sp.-		Sp.-	Sp.-	StwGr.	Sp.+
li nucl. antero-ventralis thalami - fasciculus mamillothalamicus li							Sp.-			Sp.-
li nucl. med. dors. thalami - centrum semiovale/caps. interna re			Sp.Gr.		Sp.+	Sp.-		Sp.+	StwGr.	Sp.+
li fasciculus mamillothalamicus - capsula interna re							Sp.+			Sp.+
re centrum semiovale/caps. interna - putamen re	Sp.-+					Sp+	Sp.-			Sp.-
re capsula interna - corpus amygdalae centrale re										Sp.-
re putamen - corpus amygdalae laterale re	Sp.-+		Sp+			Sp.+	Sp.-			Sp.--
re corpus amygdalae centrale - fimbria hippocampi li		Sp.+					Sp.+			Sp.+
re corpus amygdalae laterale - nucl. lat. thal., pars post. li			Sp.-				Sp.+			Sp.+
li fimbria hippocampi - nucl. ventr. thal., pars posteromedialis li					Stw.					Sp.-
li nucl. lat. thal., pars post. - tractus pyramidalis li										Stw.
li nucl. ventr. thal., pars posteromedialis - fascia dentata li						Sp.-				Sp.-
li tractus pyramidalis - nucl. med. dors. thal. re									Stw.	
li fascia dentata - nucl. submedius thalami re					Sp.-					Sp.+
re nucl. med. dors. thal. - area hypothalamica dors. re									Stw.	
re nucl. submed. thal. - nucl. interstitialis supramamillaris re					Stw.	Sp.-+			Stw.	Sp.+
re area hypothalamica dors. - nucl. med. corporis mamillaris re	Sp.+	Sp.-	Sp.-	Sp.-		Sp.+Stw.			Sp-Gr.	
Grundaktivität	normal	normal	normal	normal	normal	normal	normal	normal	normal	~
Schlaf	+	+	+	+	+	+	+		+	+

Abb. 23 B

Kater 817/818

EEG-Nr	21	22	23	24	25	26	27	28	29	30 ▲
li corpus callosum - commissura anterior li		Stw.	Sp+	Sp.-						
li septum pellucidum-area hypothalamica anterior li				Sp.+	Sp.+					
li commissura anterior-regio praeoptica li	Stw.			Sp.+	Sp.-	Sp.+	Sp.Stw	Sp.-+	Sp.-+	Stw.
li area hypothalamica anterior-gyrus suprasplenialis re			Sp.-	Sp.-						Stw.
li regio praeoptica-centrum semiovale re	Stw.			Sp.-		Sp.-	Sp.-Stw		Sp.-+	Stw.
re gyrus suprasplenialis-corpus callosum re										Stw.
re centrum semiovale-septum pellucidum re					Stw.					
re corpus callosum-commissura anterior re	Sp.-Stw		Stw.	Sp.-	Stw.	Stw.	Stw.	Stw.		
re septum pellucidum-nucleus caudatus li		Sp.-	Sp.-	Sp.-		Stw.				Stw.
re commissura anterior-nucleus caudatus li	Stw.		Stw.	Sp.+		Stw.	Stw.	Stw.		
li nucleus caudatus-capsula interna li					StwGr.		Stw.			
li nucleus caudatus-nucleus entopeduncularis li							Stw.			
li capsula interna-area hypothalamica anterior li					StwGr.		Stw.			
li nucleus entopeduncularis-corpus callosum re			Sp.-	Sp.-+	StwGr.	Stw.	Stw.		Stw.	Sp.-Stw.
li area hypothalamica anterior-fimbria hippocampi re					StwGr.	Stw.	Stw.			
re corpus callosum-nucleus lateralis thalami re			Sp.+	Sp.-+			Stw.		Stw.	Stw.
re fimbria hippocampi-nucl.ventr.thal.,pars lat. re				Sp.-+						
re nucleus lateralis thalami-area hypothalamica posterior re							Sp.-Stw.			
li corpus callosum-nucl.antero-ventralis thalami li		Stw.	Stw.	StwGr.			Sp.+			Stw.
li fornix-nucleus med.dors.thalami li		Sp.+	Stw.	StwGr.					Sp.-	
li nucl.antero-ventralis thalami-fasciculus mamillothalamicus li		Sp.+		StwGr.						
li nucl.med.dors.thalami-centrum semiovale/caps.interna re		Sp.-		StwGr.					Sp.+	Stw.
li fasciculus mamillothalamicus-capsula interna re		Sp.-								
re centrum semiovale/caps.interna-putamen re										
re capsula interna-corpus amygdalae centrale re										
re putamen-corpus amygdalae laterale re		Sp.-								
re corpus amygdalae centrale-fimbria hippocampi li			Stw.	StwGrSp-	StwGrSW		Sp.-			
re corpus amygdalae laterale-nucl.lat.thal.,pars post. li			Stw.	StwGrSp+	StwGr.		Sp.+			
li fimbria hippocampi-nucl.ventr.thal.,pars posteromedialis li				Stw.						
li nucl.lat.thal.,pars post.-tractus pyramidalis li		StwGr.		Stw.						
li nucl.ventr.thal.,pars posteromedialis-fascia dentata li										
li tractus pyramidalis-nucl.med.dors.thal. re		StwGr.	Stw.	Stw.	Stw.	Stw.	Stw.			
li fascia dentata-nucl.submedius thalami re										
re nucl.med.dors.thal.-area hypothalamica dors. re		StwGr.								
re nucl.submed.thal.-nucl.interstitialis supramamillaris re					Sp.+	Sp.-	Stw.			
re area hypothalamica dors.-nucl.med.corporis mamillaris re		StwGr.			Sp.-Stw.				Sp.-	
Grundaktivität	normal	normal	normal	normal	normal	normal	normal	~	normal	
Schlaf	+	+	+	+	+		+	+	+	

Abb. 23 C

Kater 817/818

EEG-Nr	31	32	33	34	35	36	37	38	39	40
li corpus callosum - commissura anterior li	Sp.-Gr.		StwGr.					Sp.-		Sp.-
li septum pellucidum-area hypothalamica anterior li	Sp.-Gr.		StwGrSp.	SpGrSp.-				Sp.+		
li commissura anterior-regio praeoptica li	Sp.+Stw.		Sp+WGr.	SpGrSp+	Sp.+			Sp.+	Sp.-	Sp.-Stw.
li area hypothalamica anterior-gyrus suprasplenialis re			StwGrSp.		Stw.			Sp.+	Sp.+	
li regio praeoptica-centrum semiovale re	Sp.-		Sp+WGr.	SpGrSp.-+	Sp.-			Sp.-	Sp.+	Sp+Stw
re gyrus suprasplenialis-corpus callosum re									Sp.-	
re centrum semiovale-septum pellucidum re										
re corpus callosum-commissura anterior re				Sp+WSp.-	Stw.		Sp.-		Sp.-+	Stw.
re septum pellucidum-nucleus caudatus li	Sp.-Gr.		Stw.Sp.+	SpGr.						
re commissura anterior-nucleus caudatus li				SpGr.Sp.+	Stw.		Sp+		Sp.-+	Stw.
li nucleus caudatus-capsula interna li						Sp.+	Sp.-			
li nucleus caudatus-nucleus entopeduncularis li							Sp.-			
li capsula interna-area hypothalamica anterior li							Sp.-			
li nucleus entopeduncularis-corpus callosum re		Sp.-+				Sp.-SpGr.	Sp+	Sp.-	Sp.-	
li area hypothalamica anterior-fimbria hippocampi re		Sp.-+					Sp+	Sp.-	Sp.-	
re corpus callosum-nucleus lateralis thalami re		Sp.-			StwGr.	Sp+SpGr.		Sp.+	Sp+	
re fimbria hippocampi-nucl.ventr.thal.,pars lat. re		Stw.			Stw.	SpGr.		Sp.+	Sp+	
re nucleus lateralis thalami-area hypothalamica posterior re				Sp.-Stw.						
li corpus callosum-nucl.antero-ventralis thalami li			Stw.					Gr.	Stw.	
li fornix-nucleus med.dors.thalami li			Stw.	Stw.	Stw.			Gr.		
li nucl.antero-ventralis thalami - fasciculus mamillothalamicus li							Sp.-	Gr.		
li nucl.med.dors.thalami-centrum semiovale/caps.interna re			Stw.	Stw.	Stw.			Gr.	Stw.	
li fasciculus mamillothalamicus-capsula interna re							Sp+			
re centrum semiovale/caps.interna-putamen re										
re capsula interna-corpus amygdalae centrale re										
re putamen.-corpus amygdalae laterale re										
re corpus amygdalae centrale-fimbria hippocampi li				Stw.					Stw.	
re corpus amygdalae laterale-nucl.lat.thal.,pars post. li										
li fimbria hippocampi-nucl.ventr.thal.,pars posteromedialis li										
li nucl.lat.thal.,pars post.-tractus pyramidalis li										
li nucl.ventr.thal.,pars posteromedialis-fascia dentata li										
li tractus pyramidalis-nucl.med.dors.thal. re				Sp.-+	Sp+				Sp.-	
li fascia dentata-nucl.submedius thalami re				Sp.-	Sp+				Sp.-	
re nucl.med.dors.thal.-area hypothalamica dors. re		Stw.							Sp.-	
re nucl.submed.thal.-nucl.interstitialis supramamillaris re		Stw.							Sp.-	
re area hypothalamica dors.-nucl.med.corporis mamillaris re					Sp.-	Sp.-+				
Grundaktivität	~	normal	normal	normal	~	~	~	~	normal~	normal~
Schlaf						+	+		+	+

Abb. 23 D

Kater 817/818

EEG-Nr	41	42	43	44	45	46	47	48	49	50
li corpus callosum - commissura anterior li	StwGr.									Sp-
li septum pellucidum-area hypothalamica anterior li			Stw.			Sp-W				Sp-
li commissura anterior - regio praeoptica li	StwGrSp+		Sp.-+	Sp-	Sp-Stw.	Sp+	Sp+	Sp+	Sp-	Sp-+
li area hypothalamica anterior-gyrus suprasplenialis re					Stw.	Sp-		Sp-		Sp.
li regio praeoptica - centrum semiovale re	StwGrSp-		Sp-+	Sp+	Sp-	Sp-	Sp-	Sp-	Sp-+	
re gyrus suprasplenialis - corpus callosum re		Sp-+Stw.								
re centrum semiovale - septum pellucidum re				Sp-					Sp+	
re corpus callosum - commissura anterior re	Sp-	Sp-+	Sp-Stw.	Sp-Stw	SpWGrSp-	Sp+		Sp+	Sp-	Sp-
re septum pellucidum - nucleus caudatus li				Sp-		SpWGr.				
re commissura anterior - nucleus caudatus li	SpGr.	Sp-+	Sp+Stw.		Sp+	SpWGrSp		Sp-		Sp+
li nucleus caudatus - capsula interna li				Sp+						
li nucleus caudatus - nucleus entopeduncularis li	Sp-+	SpuWGr.	Sp-							
li capsula interna - area hypothalamica anterior li			Sp-	Sp+					Gr.	
li nucleus entopeduncularis - corpus callosum re	Sp-+	Sp-+Stw.	Sp+Stw.	Sp-	Sp-Stw.		Sp-		Gr.	
li area hypothalamica anterior - fimbria hippocampi re			Sp+Stw.	Sp-					Gr.	
re corpus callosum - nucleus lateralis thalami re	Sp+	Sp-+			Sp-		Sp+			
re fimbria hippocampi - nucl.ventr.thal.,pars lat. re	Sp+			Stw.						
re nucleus lateralis thalami - area hypothalamica posterior re				Sp+		Sp-				
li corpus callosum - nucl.antero-ventralis thalami li		Sp-Stw.		Stw.	Sp-Stw.		Stw.			Stw.
li fornix - nucleus med.dors.thalami li		Sp-Stw.								
li nucl.antero-ventralis thalami - fasciculus mamillothalamicus li		Stw.								
li nucl.med.dors.thalami - centrum semiovale/caps.interna re									Sp+	
li fasciculus mamillothalamicus - capsula interna re										
re centrum semiovale/caps.interna - putamen re										
re capsula interna - corpus amygdalae centrale re									Sp+	
re putamen - corpus amygdalae laterale re				Stw.						
re corpus amygdalae centrale - fimbria hippocampi li		Stw.			Stw.					Stw.
re corpus amygdalae laterale - nucl.lat.thal.,pars post. li									Sp-	
li fimbria hippocampi - nucl.ventr.thal.,pars posteromedialis li		Sp-+Stw.								
li nucl.lat.thal.,pars post. - tractus pyramidalis li	Sp-									
li nucl.ventr.thal.,pars posteromedialis - fascia dentata li		Stw.								
li tractus pyramidalis - nucl.med.dors.thal. re	Sp-	Sp-+		Stw.						
li fascia dentata - nucl.submedius thalami re	Sp-	Sp-+								
re nucl.med.dors.thal. - area hypothalamica dors. re	Sp-									
re nucl.submed.thal. - nucl.interstitialis supramamillaris re		Sp-+						Sp-	Gr.	
re area hypothalamica dors. - nucl.med.corporis mamillaris re		Sp-+					Sp-		Gr.	
Grundaktivität	normal	normal	~	normal	normal	normal	normal	normal	normal	normal
Schlaf	+	+				+	+	+	+	+

Abb. 23 E

Als erste: drei Kurven des Normaltieres 1424/1425.

Auf den ersten Abb. 24 und 25 in Kurven A und B werden von verschiedenen Punkten die Normalphänomene abgeleitet, auf Abb. 26 erkennt man die erwähnten Reaktionspotentiale, vor deren unkontrollierter Auslösung die Tiere stets zu schützen waren und die nicht mit Spitzen des Herdes verwechselt werden dürfen.

Auf der Abb. 27 findet sich ein Kurvenausschnitt aus einer Ableitung bei Katze 815/816. Diese nach Beginn der Anfallsphase gewonnene Ableitung zeigt einen subcorticalen Krampfanfall, der einer klinischen Beobachtung entgangen wäre, da sich keine motorischen Phänomene beobachten ließen und damit aus der rein klinischen Beobachtung keine epileptische Reaktion hätte diagnostiziert werden können.

Die Abb. 28 mit einer Kurve der Anfallkatze 815/816 zeigt ein Beispiel jenes bereits erwähnten Phänomens im natürlichen Schlaf, das gekennzeichnet ist durch einen Ausfall von Schlafgruppen über dem Herdbereich, und Abb. 29 ist ein Beispiel eines registrierten Anfalles nach einer Cardiazolaktivation.

Bei der Ableitung wird der Herd von temporal nach okzipital eher erfaßt als aus der Herdnähe, eines jener Phänomene, auf das bei Besprechung der Aktivation verwiesen wurde.

Bei den Ableitungen der Katze 112/113 (Abb. 30—32) findet sich am Tage des Auftretens der Kojewnikow-Anfälle eine relativ ausgebreitete Spitzentätigkeit, die aber schon 3 Tage später nachläßt, um dann am folgenden Tage wieder deutlicher hervorzutreten, jetzt aber fast isoliert über dem Herd. Diese Eingrenzung der pathologischen Phänomene auf die Herdnähe geht parallel mit dem Nachlassen der klinischen

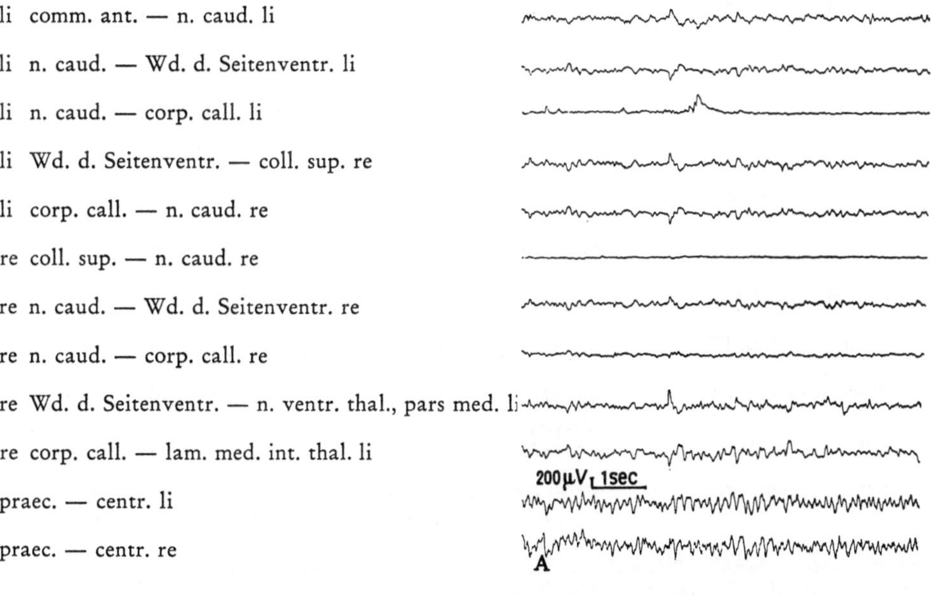

Abb. 24. Katze 1424/25, Normaltier. Eichung: senkrecht 50 μV, waagerecht 1 sec, Zeitkonstante 0,1, Blende 30, Kurventeil A.

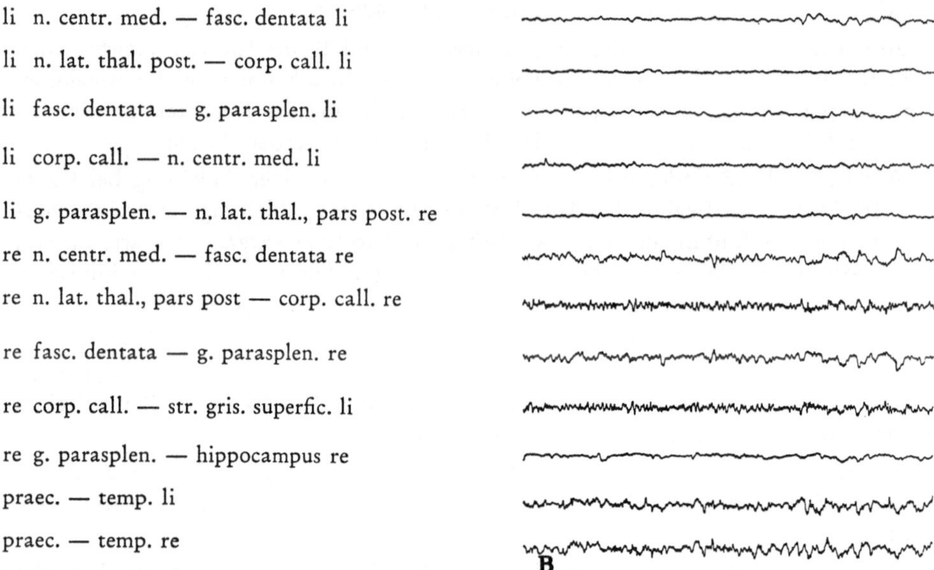

Abb. 25. Normaltier Katze 1424/25. Eichung: senkrecht 50 μV, waagerecht 1 sec, Zeitkonstante 0,1, Blende 30, Kurventeil B. A und B. wurden am gleichen Tage nach Umschalten der Steckeranlage registriert

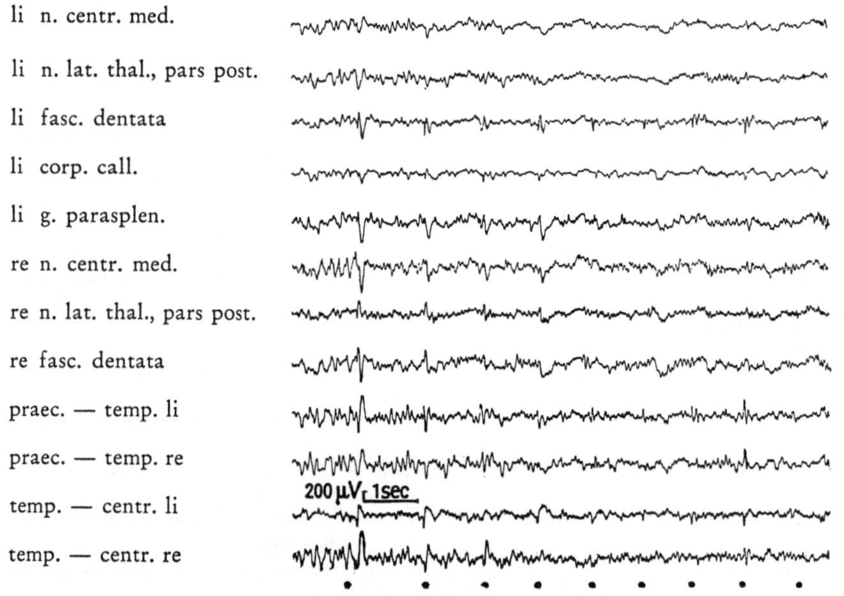

Abb. 26. Katze 1424/25, Normaltier. Eichung: senkrecht 50 μV, waagerecht 1 sec, Zeitkonstante 0,1, Blende 30. Kanal 1—8 unipolare Ableitung gegen die Mitte der Lambdanaht. Kanal 9—12 bipolare Ableitung. Unten: ● = Reizmarke für akustische Reize (Metronom). Man erkennt die Reaktionspotentiale

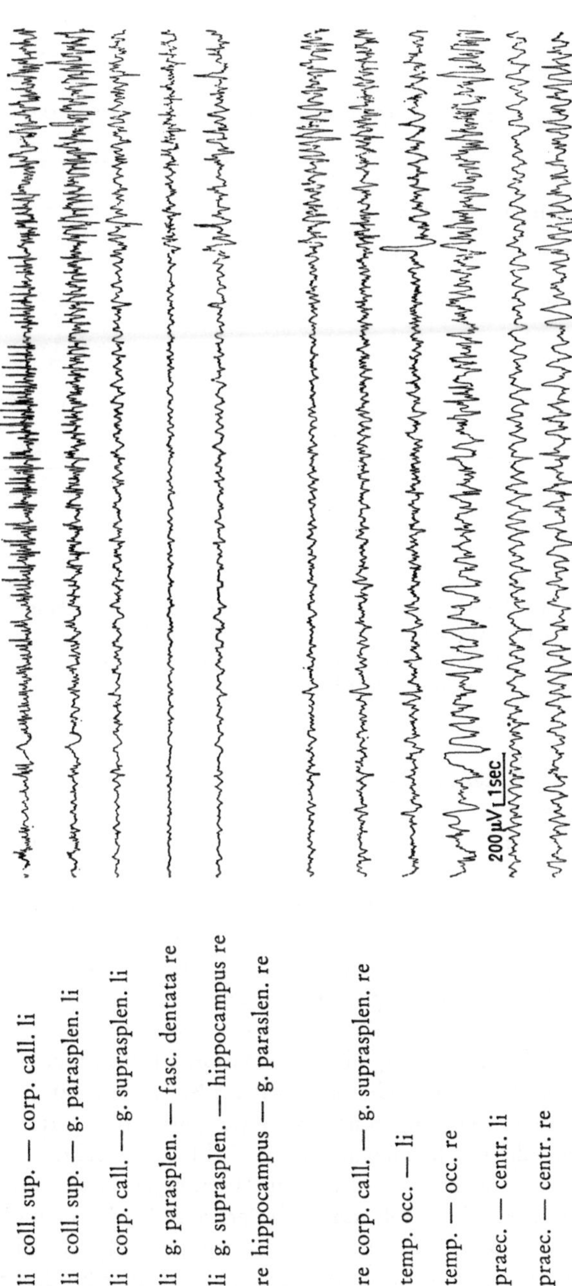

Abb. 27. Katze 815/816. Eichung: senkrecht 200 μV, waagerecht 1 sec, Zeitkonstante 0,1, Blende 30. Ableitung am 1. Tag nach Beginn der Anfallsphase. Klinisch keine erkennbaren motorischen Phänomene während der Ableitung. Subcortical ablaufender Anfall, der sich dieser Kurve zuerst am linken hinteren Vierhügelgebiet ausprägt

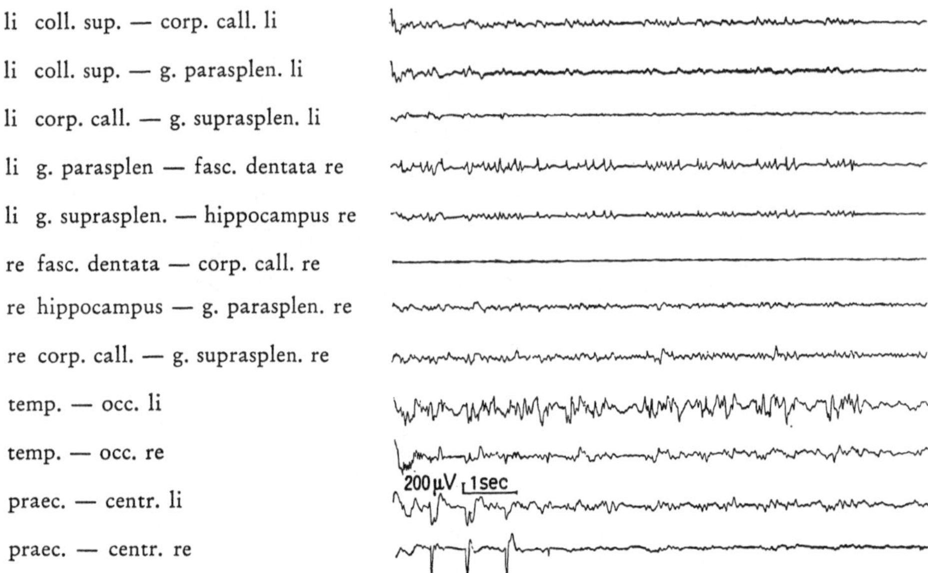

Abb. 28. Katze 815/816. Eichung: senkrecht 200 µV, waagerecht 1 sec, Zeitkonstante 0,1, Blende 30. Ableitung in der Anfallperiode. Das Tier hat rechts betonte Konvulsionen. Die Kurve wurde zwischen zwei klinischen Anfällen gewonnen. Die Katze ruht. Auf Kanal 10 Schlafaktivität am Kurvenbeginn erkennbar, auf Kanal 9 dagegen nicht. Auf der dem Herd gegenüberliegenden Seite betonte Spitzenaktivität

Anfälle und nach der 19. Ableitung lassen sich auch über dem Herd bei Langzeitableitungen keine Spitzenpotentiale mehr nachweisen.

Die Abb. 33 des Katers 817/818 ist deswegen recht aufschlußreich, weil sich hier in einer über Stunden währenden Ableitung nur einmal die dargestellte isolierte Reaktion über dem Herd nachweisen ließ. Eine solche Reaktion, die hier am 2. Tage nach dem Herdsetzen einmal erfaßt wurde, konnte dann in den weiteren Ableitungen nicht mehr registriert werden. In der Abb. 35 des gleichen Tieres findet sich im Kurventeil A eine durchlaufende Spitzenentladung, der Krampfspitzen über der Herdgegenseite folgen und zu einem anderen Zeitpunkt während der gleichen Ableitung eine Spitze, die in der rechten Amygdala-Formation ihr Maximum erreicht. Auch in der folgenden Abb. 36 zeigt sich wieder eine isolierte Spitzenformation besonders in rechtsseitigen subcorticalen Gebieten, ohne daß gleichzeitig am Cortex eine gleiche Formation auftritt. Mit solchen Phänomenen ist das Bild der „Funktionskreise“ kaum vereinbar, zwar mögen sich aus den verschiedenen Ableitungen Funktionskreise postulieren lassen. Es scheint aber nicht angebracht, sich derartige Funktionszusammenhänge als ein starres System vorzustellen und mit zu bildhaften Vorstellungen die schwierigen Vorgänge, die einerseits zu einem Anfall und andererseits zu einer Eindämmung führen können, zu simplifizieren. Vielmehr scheint je nach dem Funktionszustand einzelner Kerngebiete eine Vielzahl von Funktionsstrukturen in die Erregungsabläufe hineingezogen werden zu können, wobei jedoch bestimmte Betonungen und Bevorzugungen nicht bestritten werden sollen.

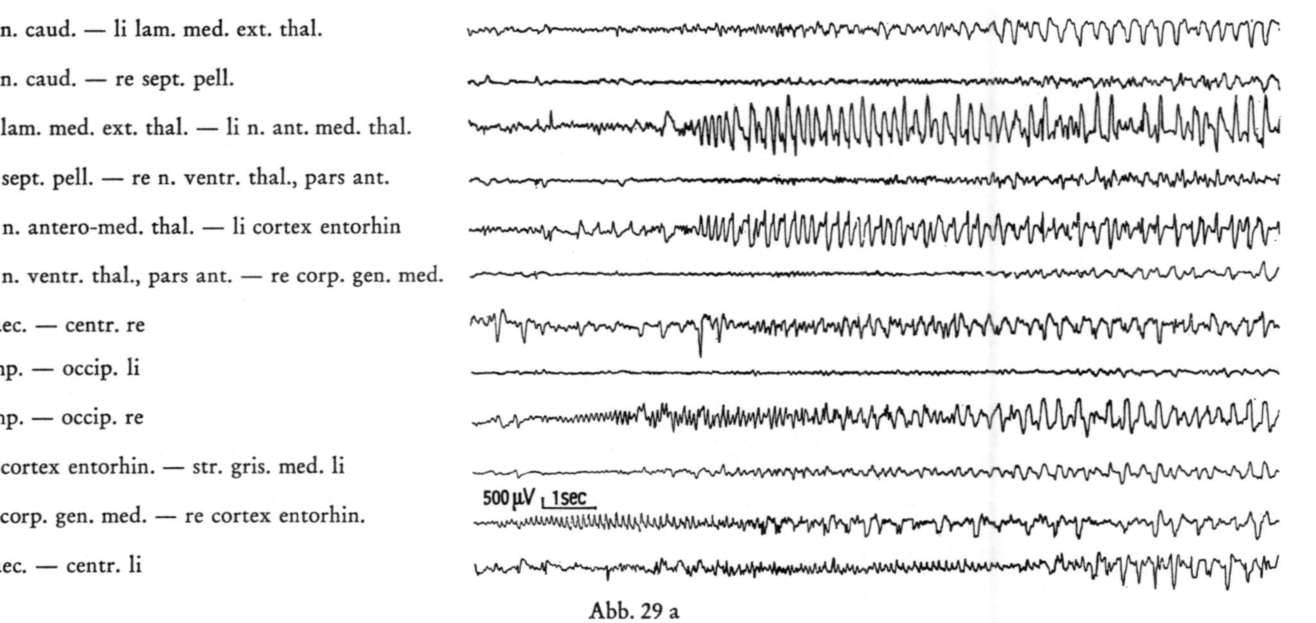

Abb. 29 a

Abb. 29 a u. b. Katze 51. Eichung: senkrecht 500 μV, waagerecht 1 sec, Zeitkonstante 0,1, Blende 30. Ableitung nach Cardiozolaktivation, es wird ein 26 sec dauernder klinischer und EEG-Anfall registriert, dessen Ende deutlich sichtbar wird. Der Anfallbeginn wird in der Ableitung von temporal nach occipital eher erfaßt als über dem Herd

li n. caud — li lam. med. ext. thal.

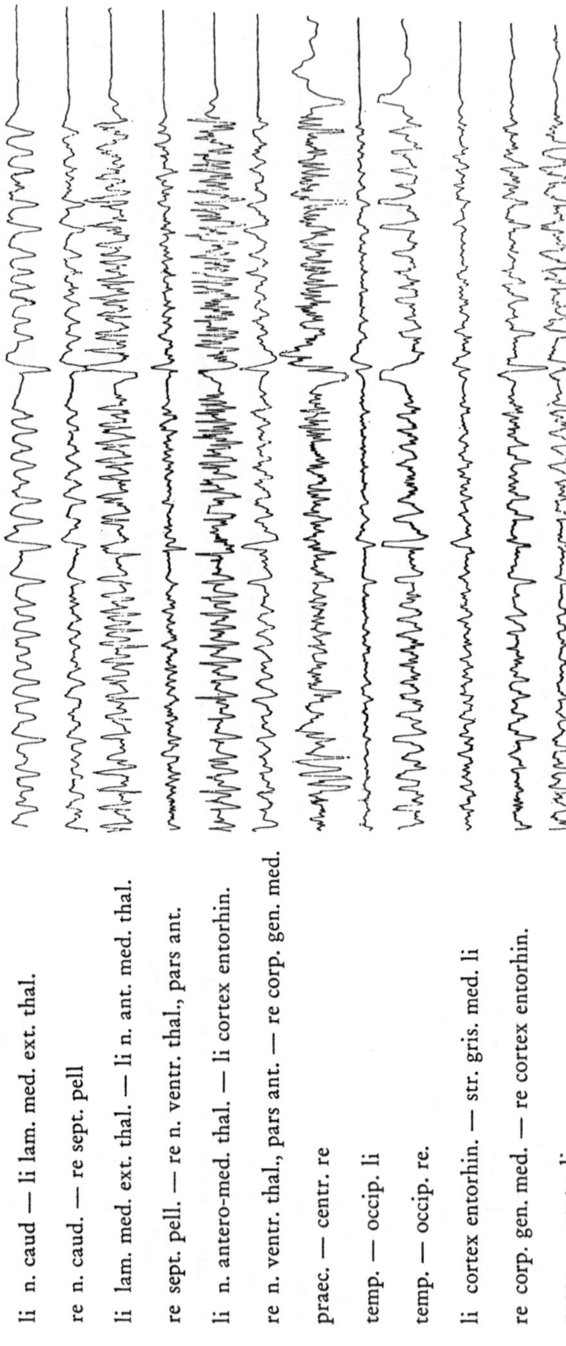

re n. caud. — re sept. pell

li lam. med. ext. thal. — li n. ant. med. thal.

re sept. pell. — re n. ventr. thal., pars ant.

li n. antero-med. thal. — li cortex entorhin.

re n. ventr. thal., pars ant. — re corp. gen. med.

praec. — centr. re

temp. — occip. li

temp. — occip. re.

li cortex entorhin. — str. gris. med. li

re corp. gen. med. — re cortex entorhin.

praec. — centr. li

Abb. 29 b

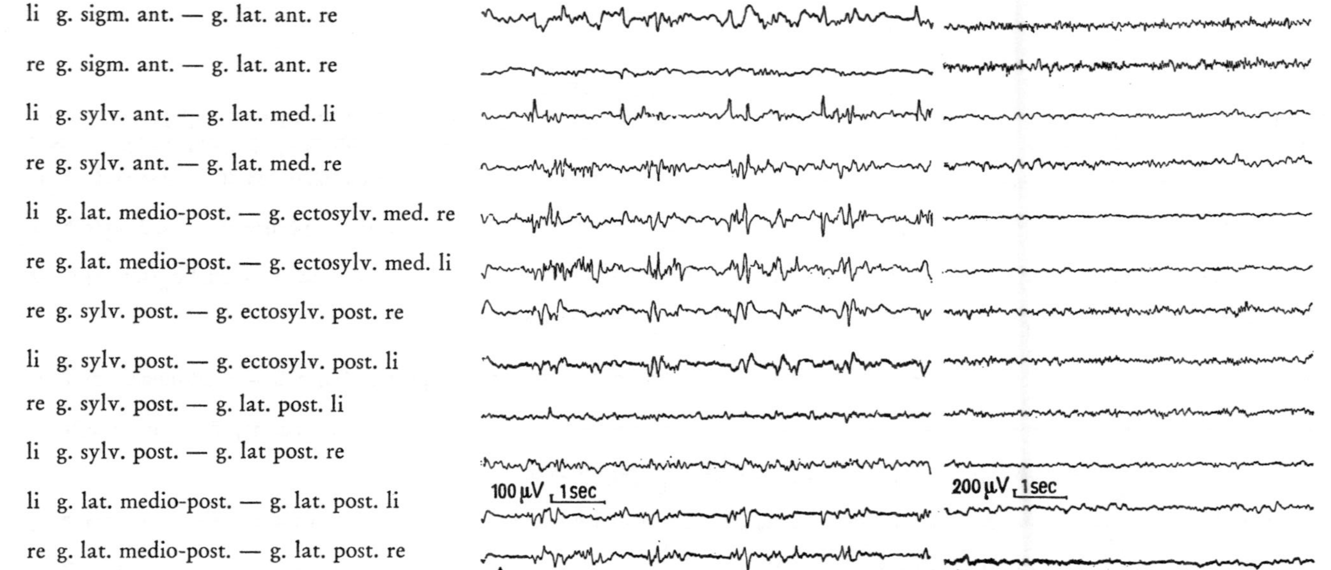

Abb. 30. Katze 112/113. Kurventeil A. Eichung: senkrecht 100 μV, waagerecht 1 sec, Zeitkonstante 0,1, Blende 30. Ableitung am Tage des Auftretens der Kojewnikow-Anfälle. Über linksseitigen Punkten, besonders aber von links praec. erfaßte Spitzen und Steilwellentätigkeit. Doch auch von der Gegenseite werden solche Phänomene erfaßt. Kurventeil B. Eichung: senkrecht 200 μV, waagerecht 1 sec, Zeitkonstante 0,1, Blende 30. Die Kurve wurde 3 Tage später beim gleichen Tier registriert. Bei dem Tier haben klinisch die motorischen Phänomene nachgelassen. Das EEG ist niedriger gespannt. Schnelle Aktivität steht mehr im Vordergrund

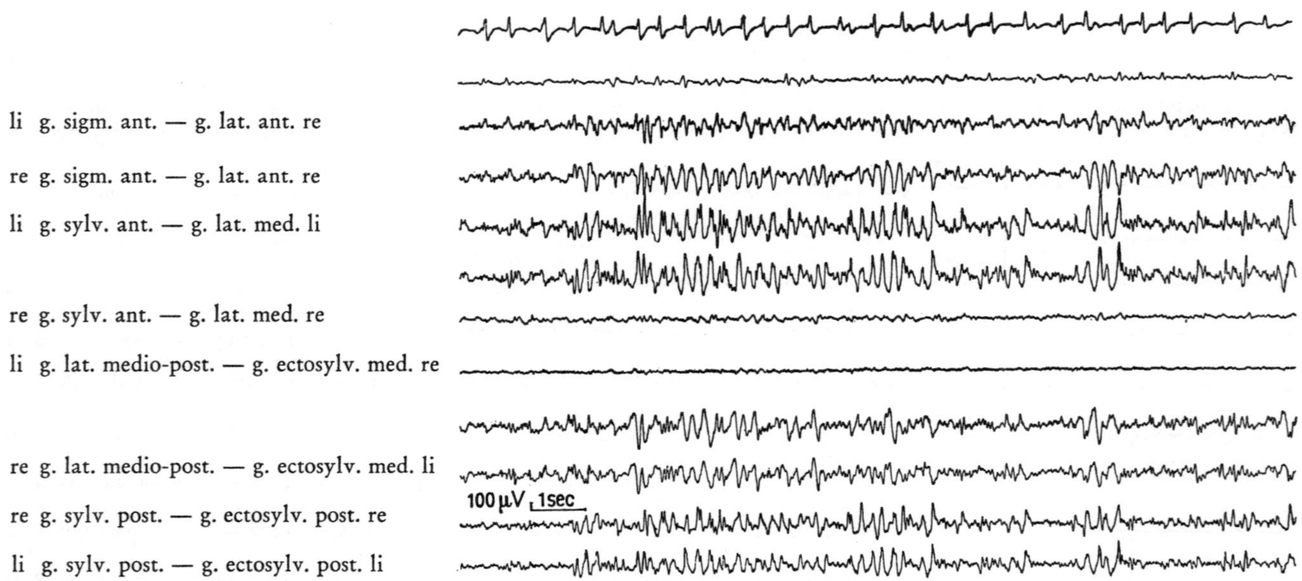

li g. sigm. ant. — g. lat. ant. re

re g. sigm. ant. — g. lat. ant. re

li g. sylv. ant. — g. lat. med. li

re g. sylv. ant. — g. lat. med. re

li g. lat. medio-post. — g. ectosylv. med. re

re g. lat. medio-post. — g. ectosylv. med. li

re g. sylv. post. — g. ectosylv. post. re

li g. sylv. post. — g. ectosylv. post. li

100 µV 1sec

Abb. 31. Katze 112/113. Eichung: senkrecht 100 μV, waagerecht 1 sec, Zeitkonstante 0,1, Blende 30. Ableitung am 4. Tag nach Einsetzen der Anfallphase. Über dem Herd zeigt sich eine ausgeprägte Steilwellentätigkeit, die synchron mit Muskelzuckungen auftritt. Auf der Gegenseite keine synchrone Aktivität

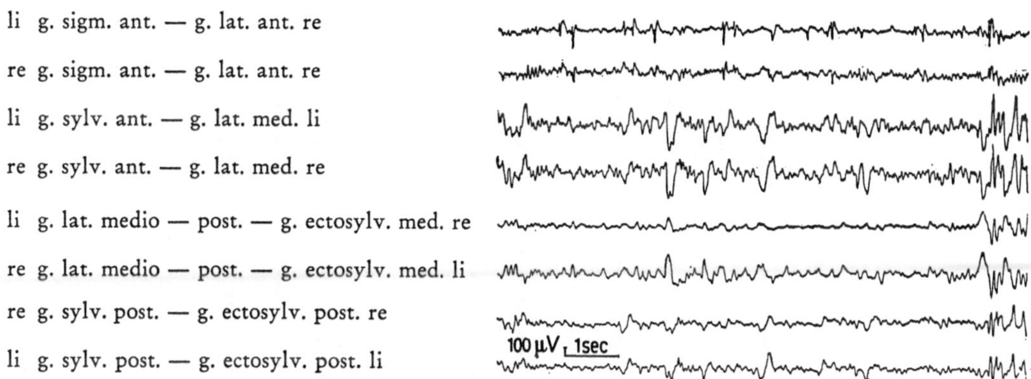

Abb. 32. Katze 112/113. Eichung: senkrecht 100 μV, waagerecht 1 sec, Zeitkonstante 0,1, Blende 30. Corticogramm 18 Tage nach dem ersten Auftreten der klinischen Anfallphänomene. Das Tier zeigt klinisch keinerlei motorische Erscheinungen mehr. Über dem Herd aber werden noch deutliche Spitzen- und Wellen-Formationen erfaßt

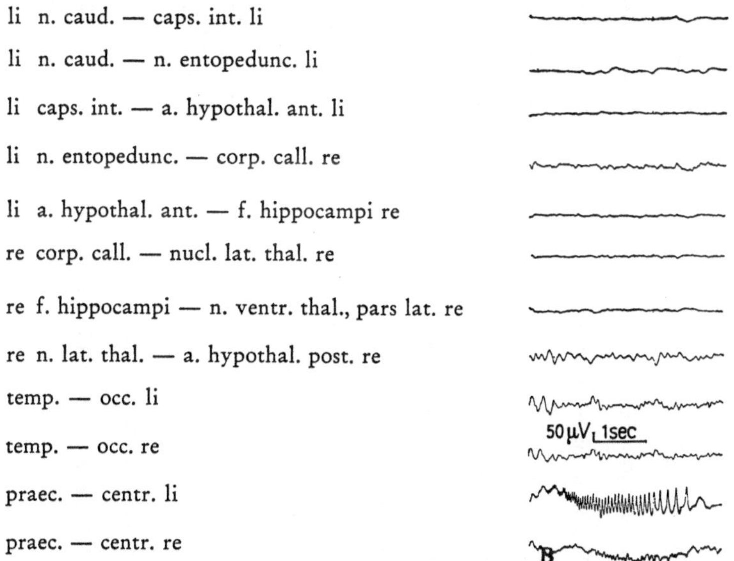

Abb. 33. Kater 817/818. Eichung: senkrecht Kanal 1—8, 50 μV, Kanal 9—12, 50 μV, waagerechte Marke 1 sec, Zeitkonstante: 0,1, Blende: 30. In einer Langzeitableitung wird bei dem ruhenden Tiere eine isolierte Reaktion erfaßt

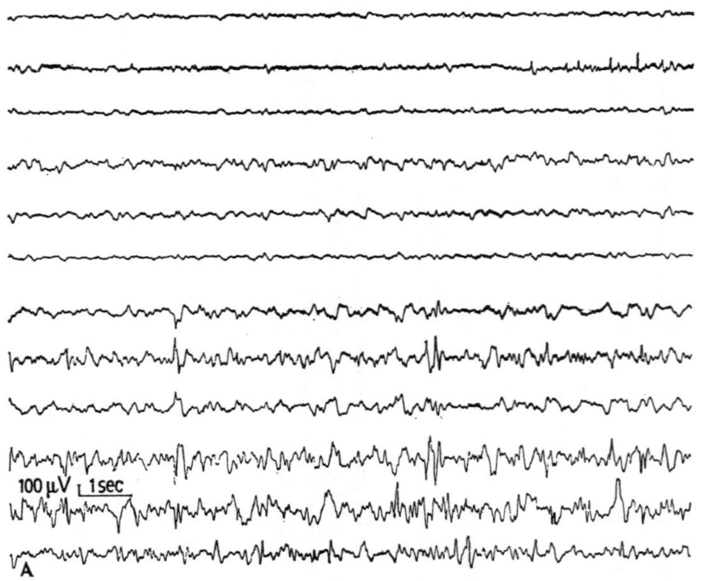

li corp. call. — comm. ant. li
li sept. pell. — a. hypothal. ant. li
li comm. ant. — r. praeopt. li
li a. hypothal. ant. — g. suprasplen. re
li r. praeopt. — centr. semiov. re
re g. suprasplen. — corp. call. re
re centr. semiov. — sept. pell. re
re corp. call. — comm. ant. re
re sept. pell. — n. caud. li
re comm. ant. — n. caud. li
praec. — centr. li
praec. — centr. re

100 µV 1 sec
A

Abb. 34. Kater 817/818. Eichung: senkrecht Kanal 1—10, 100 μV, Kanal 11—12, 100 μV, ZK 0,1, Blende 30. Diese Kurve wurde am ersten Tag nach Herdsetzen registriert

re fimbr. hippocampi — n. ventr. thal., pars post.-med. li

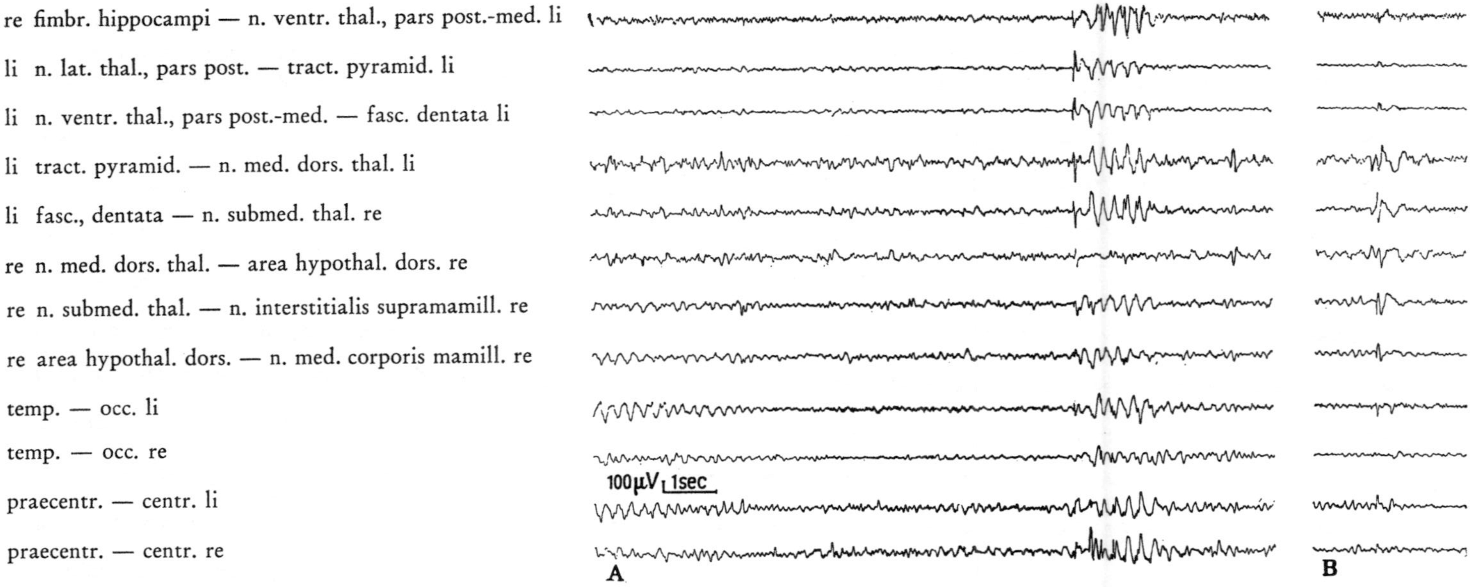

li n. lat. thal., pars post. — tract. pyramid. li

li n. ventr. thal., pars post.-med. — fasc. dentata li

li tract. pyramid. — n. med. dors. thal. li

li fasc., dentata — n. submed. thal. re

re n. med. dors. thal. — area hypothal. dors. re

re n. submed. thal. — n. interstitialis supramamill. re

re area hypothal. dors. — n. med. corporis mamill. re

temp. — occ. li

temp. — occ. re

praecentr. — centr. li

praecentr. — centr. re

100 µV 1 sec

A

B

Abb. 35. Kater 817/818. Eichung: senkrecht 100 μV, waagerecht 1 sec, Zeitkonstante 0,1, Blende 30. Kurvenausschnitte A und B aus der gleichen Ableitung, 2 Tage vor Beginn der klinischen Anfälle. Kurventeil A: durchlaufende Spitzenentladung gefolgt von Krampfspitze über der dem Herd gegenüberliegenden Seite. Kurventeil B: Spitze mit Maximum in der rechten Amygdalaformation

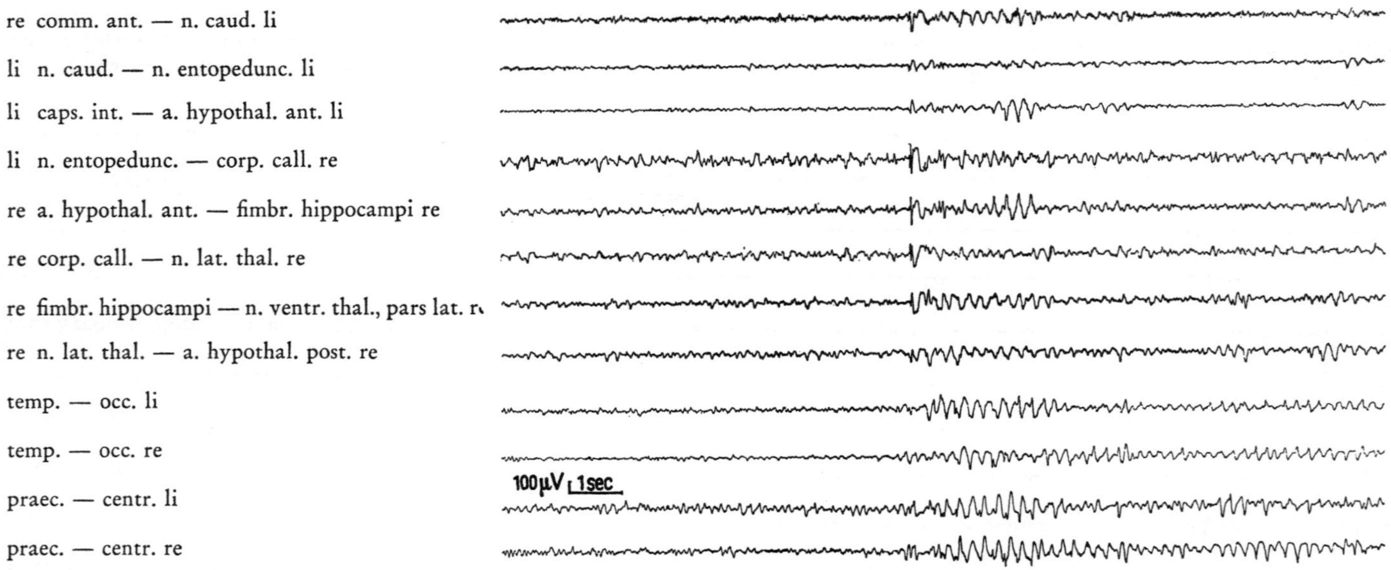

re comm. ant. — n. caud. li
li n. caud. — n. entopedunc. li
li caps. int. — a. hypothal. ant. li
li n. entopedunc. — corp. call. re
re a. hypothal. ant. — fimbr. hippocampi re
re corp. call. — n. lat. thal. re
re fimbr. hippocampi — n. ventr. thal., pars lat. re
re n. lat. thal. — a. hypothal. post. re
temp. — occ. li
temp. — occ. re
100 μV 1 sec
praec. — centr. li
praec. — centr. re

Abb. 36. Kater 817/818. Eichung: senkrecht Kanal 1—8, 100 μV, Kanal 9—12, 200 μV, waagerecht 1 sec, Zeitkonstante 0,1, Blende 30. Ableitung während der Anfallphase, 9 Tage nach dem ersten Anfall. In rechtsseitigen subcorticalen Gebieten betonte Spitzenproduktion, am Cortex keine gleiche Ausprägung

III. Diskussion

Bei der Diskussion der vorliegenden Untersuchungen, die mit chronischen Elektrodenanlagen an Tieren mit chronischen epileptogenen ALHY-Herden durchgeführt wurden, erhebt sich die Frage, ob auch akute Versuche als vergleichbar herangezogen werden können, sei es Versuche mit chemischen oder elektrischen Reizen. Dies scheint nicht ohne weiteres angebracht; solche Experimente erfassen einen völlig anderen Aspekt epileptischer Reaktionen, ganz abgesehen davon, daß gerade mit der elektrischen Reizmethode eine solche Vielzahl von Untersuchungen vorliegt (u. a. JANZEN [*43, 44, 45*], Bibliographie: SHEER [*82*]), daß eine ausführliche Diskussion auch nur einer geringen Zahl den Rahmen dieser Arbeit sprengen würde. Sicher müssen bestimmte akute Reizversuche mit Ableitungen durch Mikropipetten oder Nadeln herangezogen werden, da über derartige Versuche bisher nur wenig chronisches Untersuchungsmaterial (EVARTS [*17*]; SAWA und DELGADO [*73*]) vorliegt. LOHMANN [*60*] teilte kurz mit, daß chronische Ableitungen am Kaninchen den in den akuten Versuchsphasen durchgeführten entsprechen sollen. Auch die Versuche dieses Autors, die zwar mit chronischen Präparaten durchgeführt wurden, sind kaum den vorliegenden vergleichbar. Die Tiere nämlich wurden im eng sitzenden Kopfhalter fixiert abgeleitet. Die Feststellung LOHMANNs, daß die „erzielten Ableitungen weitgehend denen entsprechen, die bei blutigen Ableitungen gewonnen werden", ist verständlich. Die Versuche gehen aber am wesentlichen Vorteil der chronischen Experimente, der Möglichkeit, die Tiere frei beweglich abzuleiten, vorbei und entsprechen damit in ihrer Wertigkeit akuten Experimenten.

Die Tatsache, daß bei den vorliegenden Untersuchungen im Tierversuch Kojewnikow-Syndrome auftraten, bietet Anlaß zu einer Diskussionsbemerkung. KOJEWNIKOW hatte seine ursprüngliche Beobachtung als „eine besondere Form von corticaler Epilepsie" bezeichnet. Die Frage nach der Lokalisation des Focus hat bisher weitgehend im Vordergrund gestanden. Aus der anatomischen Lokalisation eines Herdes (subcortical: KAUTZKY et al. [*49*]; cortical: KOJEWNIKOW [*52*], SCHALTENBRAND et al. [*96*]) läßt sich allgemein nichts über den Focus selbst aussagen. Dazu bedarf es der funktionellen Methoden. Der funktionelle Focus hat eine direkte Nachbarschaft oder eine neurale Verknüpfung mit dem anatomischen Herd (JANZEN). Auch SOKOLJANSKI und KLUZIKOW [*83*] machten bei ihren 6 Zeckenencephalitisfällen nicht jene Trennung zwischen anatomischem und funktionellem Focus, sondern nahmen lediglich aufgrund ihrer pathologisch-anatomischen Untersuchungen eine „Rindenbedingtheit des Kojewnikow-Syndroms als das Wahrscheinlichste" an. „Rindenbedingt" aber sind die hier geschilderten tierexperimentellen Untersuchungen alle, denn die irritative Noxe lag, abgesehen von Ausnahmen, auf der Hirnrinde. Dennoch zeigten gerade die Untersuchungen mit Multielektroden, daß es falsch ist, den Blick nur auf das morphologische Substrat an der Hirnrinde zu richten. Erst das funktionelle Zusammenspiel von Störungen der Rindenfunktion und Reaktionen subcorticaler Kerngebiete auf die Störungen kann für die Ausprägung dieser eigenartigen epileptischen Reaktionsform verantwortlich gemacht werden.

Offen bleiben muß, ob die kontinuierlichen, jedoch mit kurzen Pausen ablaufenden Entladungen Folge einer primären Eigenschaft des sensomotorischen Cortex sind oder ob sekundär Hemmungen durch tiefliegende Strukturen die Entladungen bis zum erneuten Überschießen von restituierter Energie aufhalten. Ein Vergleich mit den oben aufgeführten klinischen Fällen zeigt, daß mit der Kopeloff-Methode nicht nur die Kojewnikow-Attacken imitiert werden können, sondern daß es gelingt, bei der Katze das ganze Spektrum der in diesem Formenkreis auftretenden epileptischen Reaktionen zu reproduzieren. Damit aber ergibt sich für die Zukunft die Aufgabe einer weiteren Analyse besonders der Mechanismen, die zu diesen eigenartigen Anfallbildern führen, und die beim Menschen durch vasculäre, traumatische oder blastomatöse Grundleiden hervorgerufen werden können (siehe klinische Fälle).

Es erhebt sich noch eine weitere Frage: nämlich, warum bei den Katzen beim Herd über dem sensomotorischen Cortex schon nach kurzer Zeit die Anfälle sistieren, während sie nach den früheren Untersuchungen (STEINMANN und SCHMALBACH [*91*]) und neueren Untersuchungen (STEINMANN [*87*]) mit Herden über dem Limbischen Cortex weit tiefgreifendere Funktionsstörungen hervorrufen, die die Tiere im Gegensatz zu den hier dargestellten Versuchen in ihren vitalen Funktionen beeinträchtigen und schließlich im Status epilepticus enden lassen.

Hier bieten sich Untersuchungen, vor allem die von SPEHLMANN, CREUZFELDT und JUNG [*84*] über neuronale Hemmung im motorischen Cortex nach elektrischer Reizung des Caudatum und von KLEE und LUX [*50*] über die Wirkung elektrischer Reizung des Nucleus caudatus und dadurch entstehende hemmende Potentiale im motorischen Cortex als wertvolle Stützen für eine Deutung an. Die beiden letzten Untersuchungen wurden mit der Mikroelektrodenmethode gewonnen. Auch bei der vorliegenden Untersuchung mit Makroelektroden wurden, allerdings ohne elektrische Reizung, erhebliche Reizzustände im Nucleus caudatus festgestellt, die dem Sistieren der Anfälle nicht nur vorhergingen, sondern gerade kurz vor dem Aufhören der Anfälle ein deutliches Maximum zeigten. Daher können die genannten Untersuchungen zusammen mit der jetzigen als eine mögliche Erklärung für das eintretende spontane Sistieren der Anfallreaktionen bilden. Eine weitere indirekte Stütze dieser Deutung bieten auch die erwähnten differenten Untersuchungsergebnisse bei temporalen Herden und nicht zuletzt die Befunde FELDBERGs und FLEISCHHAUERs [*21*] bei jenen perniciösen epileptischen Reaktionen, die nach der Perfusion des Seitenventrikels der Katze mit Tubocurarin auftreten. Bei diesen, wie auch bei chronischen epileptogenen Foci am Limbischen Cortex stehen starke Reizungen des Hippocampus und der Mandelkernformationen im Vordergrund. Bei den Herden über dem sensomotorischen Cortex mögen solche Reizungen auch auftreten, sie sind aber längst nicht so stark wie bei den vorgenannten Untersuchungen und nicht vergleichbar den starken andauernden Reizen, die den Nucleus caudatus treffen.

Nimmt man das von VERWORN [*98*] formulierte Gesetz von der spezifischen Reaktion der lebendigen Systeme zu Hilfe: „Jedes lebendige System, solange es sich in dem gleichen funktionellen Zustand und der gleichen Entwicklungsphase befindet, reagiert auf die physiologischen Reize, welcher Art sie auch sein mögen, stets primär mit einer Intensitätsänderung seines spezifischen Lebensvorganges. Dabei bildet dasjenige Partialglied des Lebensvorganges, das besonders labil ist, den primären Ausgangspunkt für die Erregung oder Lähmung seiner spezifischen Leistung", und bezieht weiter die in den erwähnten Untersuchungen gefundenen Hemmungen am motorischen Cortex durch Caudatumreize mit in die Deutung ein, so könnte man einerseits von einer Autostimulation des Nucleus caudatus durch den corticalen Herd und andererseits von einer sekundären Hemmung der Hirnrindenaktivität durch den Nucleus caudatus sprechen.

Obwohl es heute fast zu einer Mode geworden ist, über Hemmechanismen zu sprechen, liegen doch noch sehr wenige Untersuchungen über die komplizierten *cerebralen* Hemmvorgänge vor.

GÄNSHIRT und VETTER [27] sehen zum Beispiel bei der Interpretation ihrer Befunde erneut in dem langsamen Anteil des SW-Komplexes ein Zeichen eines Bremsmechanismus. Dieser verhindere das Auftreten eines großen Krampfanfalles. Das Auftreten eines solchen sei ein Zeichen für das Erschöpfen eines solchen Bremsmechanismus. Für eine solche Deutung spricht sicherlich sehr viel, doch ließe sich aus den vorliegenden Untersuchungen (Tier 112/113) nicht nur diese Hypothese stützen, sondern auch anders argumentieren. Zwar treten SW-Komplexe erst gegen Ende der Anfallphase auf. Alle solche Argumentationen bewegen sich noch sehr im Hypothetischen, und aus rein phänomenologischen Beobachtungen Schlüsse auf Grundmechanismen zu ziehen, ist zumindest gewagt.

In FLOREYS [23] Zusammenstellung über nervöse Hemmung, die 1961 erschien, findet sich keine neurophysiologische Untersuchung über cerebrale Inhibition. Nur zu wahr ist GRUNDFESTS Feststellung [35]: „Unglücklicherweise sind phänomenologische Schematisierungen exzitatorischer und inhibitorischer Aktionen viel zu weit verbreitet. ... Man sollte die extrem komplexen Vorgänge, die erwartet werden können, besser analytisch und nicht durch phänomenale Verbalisationen zu lösen suchen". — In diesem Sinne sollte auch diese Diskussion der erhobenen Befunde gewertet werden, nicht als eine Spielerei mit Hypothesen, sondern eher als ein Ausblick auf die sich anbietenden Analysemöglichkeiten eines cerebralen Modells, dessen Ausgangspunkt eine durch eine irritative Noxe hervorgerufene epileptische Reaktion ist.

IV. Zusammenfassung

Nach Besprechung einiger besonderer Aspekte der Geschichte der Epilepsieforschung wird über chronische Versuche an 23 Kaninchen und 46 Katzen mit Aluminiumhydroxydherden (KOPELOFF) über dem sensomotorischen Cortex berichtet. Dosimetrische Untersuchungen ergaben, daß bei dieser Herdlokalisation 0,5 ml des Agens für das Kaninchen, 0,1 ml für die Katze die optimalen epileptogenen Dosen sind. Ethologische und biologische Studien zeigten die Gegensätze zwischen Tieren mit präzentralen und temporalen Herden.

Ein völlig neuer Befund bei diesem Herdsitz waren Spontanremissionen des epileptischen Prozesses.

Außerdem führten die genannten Herde zu kontinuierlichen, partiellen oder nur selten auch zu generalisierten Anfällen, die wieder nur in Ausnahmen bei der Katze im Status epilepticus endeten. Im EEG fanden sich gehäuft 1. Steilwellengruppen und 2. Spitzen oder 3. Spitzen und Wellenformationen von gleichfalls kontinuierlichem und repetitivem Charakter. Die elektrencephalographischen Phänomene boten eine der klinischen Entwicklung vergleichbare, aber hinter dieser deutlich nachhinkende Evolution dar.

Für die Remissionen wird als ein Kausalfaktor eine im Prozeß begründete sekundäre Autostimulation des Nucleus caudatus angeführt. Dies ergab sich aus der Auswertung von 430 mit Verweilelektroden gewonnenen EEG.

Aus den Untersuchungen ging außerdem die unterschiedliche Wertigkeit verschiedener Hirnstrukturen und das proteusartige Verhalten epileptischer Entladungen hervor.

Weiterhin konnte auf Rechts-Links-Probleme der Lokalisation sekundärer epileptischer Phänomene, ferner auf Cardiazol (Metrazol) Aktivationen und auch den Naturschlaf als Aktivator eingegangen werden. Dabei waren besonders auffallend Seiteninkonsistenzen sowohl bei Anfällen, im Spontan-EEG und nach pharmakodynamischer Aktivation.

Die EEG wurden tabellarisch zusammengefaßt und bewertet, einzelne Phänomene an Kurvenausschnitten demonstriert.

Vor die Diskussion der Ergebnisse wurden 9 klinische Fälle gestellt, an denen vergleichbare Entwicklungen beim Menschen sichtbar werden.

Die Stellung von Mandelkern, Ammonshorn und Schweifkern werden diskutiert.

Literatur

1. AMANTEA, G.: Über experimentelle beim Versuchstier infolge afferenter Reize erzeugte Epilepsie. Pflügers Arch. **188**, 287—297 (1921).
2. BAUST, W., R. BAUMGARTNER und K. A. HELLNER: Drahtlos übertragene Mikroableitungen aus dem Gehirn der wachen, frei beweglichen Katze. Pflüg. Arch. ges. Physiol. *272*, 400—406 (1961).
3. BLEULER, E.: Das autistisch undisziplinierte Denken in der Medizin und seine Überwindung. Mit einer Einleitung von M. BLEULER. Berlin-Göttingen-Heidelberg: Springer 1962.
4. v. BOETTICHER, P.: Typen der epileptischen Reaktion und Lokalisation des cerebralen Prozesses. Inaug. Diss. Hamburg 1963.
5. BOYLE, R.: A continuation of new experiments physico-mechanicall, touching the spring and weight of air and their effects. Oxford: H. Hall, 1669, p. l.
6. BRADLEY, P. B., and J. ELKES: A technique for recording the electrical activity of the brain in the conscious animal. Electroenceph. clin. neurophysiol. **5**, 451—456 (1953).
7. BRAZIER, MARY A. B.: The electrical activity of the nervous system p. VIII. London: Pitman Medical Publishing Comp. Ltd. 1958, II. Ed.
8. BROWN-SEQUARD s. GRAHAM-BROWN [*32*].
9. BUSH, K. A.: Die krampferregenden Eigenschaften des Penicillins bei unmittelbarer Einwirkung auf die nervöse Substanz. Acta Neurochir. **5**, 391—457 (1955).
10. CHUSID, J. G., B. L. PACELLA, L. M. KOPELOFF, and N. KOPELOFF: Chronic epilepsy in the monkey following multiple injections of alumina cream. Proc. Soc. exp. Biol. Med. **78**, 53—54 (1951).
11. — L. M. KOPELOFF, and N. KOPELOFF: Convulsive threshold values to parenterally injected pentamethylenetetrazole in epileptic monkeys. J. appl. Physiol. **6**, 139 (1953).
12. — — Effects of metals inplanted in cerebral cortex of monkeys. Fed. Proc. **17**, 97 (1958).
13. DANIELOPOLU, M.: Sur la pathogénie de l'épilepsie et sur son traitement chirurgical. Presse méd. **1**, 170—174 (1933).
14. DAWSON, A. B.: The domestic cat in the care and breeding of Laboratory Animals. 202—207. New York-London: John Wiley & Sons Inc. 1950.
15. DELGADO, J. M. R.: Chronic implantation of intracerebral electrodes in animals. Electrical stimulation of the brain, Austin: University of Texas Press 1961, p. 25—36.
16. ENCINOZA, O.: Tierexperimentelle Untersuchungen über die Ausbreitung der epilepitschen Erregung. IV. Hirnelektrische Phänomene und Verhalten bei chemischer Reizung verschiedener Regionen vom Cortex des Kaninchens. Inaug. Diss. Hamburg 1964.
17. EVARTS, E. V.: Activity of neurons in visual cortex of the cat during sleep with low voltage fast EEG activity. J. Neurophysiol. **25**, 812—816 (1962).
18. FAETH, W. H., A. E. WALKER, A. D. KAPLAN, and W. A. WARNER: Threshold studies on production of experimental epilepsy with alumina cream. Proc. Soc. exp. Biol. **88**, (3) 329—331 (1955).
19. — — and W. A. WARNER: Experimental subcortical epilepsy. Arch. Neurol. Psychiat. **75**, 548—562 (1956).

20. FARRIS, E. J.: The care and breeding of laboratory animals. New York: John Wiley & Sons 1960.

21. FELDBERG, W., and K. FLEISCHHAUER: The hippocampus as the site of origin of the seizure discharge produced by tubocurarine acting from the cerebral ventricles. J. Physiol. **168**, 435—442 (1963).

22. FISCHER, G., G. P. SAYRE, and R. G. BICKFORD: Histological changes in the cats brain after introduction of metallic and plastic-coated wire. Electrical stimulation of the brain. Austin: The University of Texas Press 1961, p. 55—59.

23. FLOREY, E.: Nervous inhibition. Oxford: Pergamon Press 1961.

24. FLOURENS, P.: Recherches expérimentales sur les propriétés et les fonctions du système nerveux dans les animaux vertébrés. 2 ème édit Paris 1842.

25. FOERSTER, O.: Zur operativen Behandlung der Epilepsie. Dtsch. Z. Nervenheilk. **89**, 137—147 (1926).

26. FRAUCHIGER, E.: Vergleichende Neurologie. Zbl. ges. Neurol. **171**, 3, 236 (1963).

27. GÄNSHIRT, H., und K. VETTER: Schlafencephalogramm und Schlaf-Wachperiodik bei Epilepsien. Nervenarzt **32**, 275—279 (1961).

28. GARNER, J., and J. D. FRENCH: Regional differences in seizure suseptibility in cat cortex. Arch. Neurol. Psychiat. **80**, 675—681 (1958).

29. GASTAUT, H.: Technique, indications and results of Metrazol activation. IIIrd International EEG-Kongress-Simposi 121—136 (1953).

30. — H. REGIS, and F. BOSTEM: Attacks provoked by television and their mechanism. Epilepsia IV, **3**, 438—442 (1962).

31. GELLHORN, E., L. JESINICK, M. KESSELER, and H. HALLMAN: Carotid sinus reflexes and convulsions. Amer. J. Physiol. **137**, 396—403 (1942).

32. GRAHAM-BROWN: Researches on epilepsy. Boston 1856/57.

33. GRÜTTNER, R.: Hirnbioelektrische Untersuchungen zur Frage der alpha-Wellen beim Kaninchen. Z. Naturforschg. **1**, 400—410 (1946).

34. GRUHLE, H. W.: Epileptische Reaktionen und epileptische Krankheiten. In O. BUMKE: Handbuch der Geisteskrankheiten, Bd. VIII, Spezieller Teil. 669—706 (1930).

35. GRUNDFEST, H.: Varieties of Inhibitory Processes. Nervous Inhibition 8—12. Oxford: Pergamon Press 1961.

36. GUTIERREZ-NORIEGA, C.: Rev. Soc. Biol. (Peru) **1**, 33—58 (1939).

37. HESS, W. R.: Das Zwischenhirn, S. 155—173, Basel: Benno Schwabe & Co. 1949.

38. HIPPOKRATES nach O. TEMPKIN: The falling sickness, a history of epilepsy from the Greeks to the beginnings of modern neurology. Baltimore: Johns Hopkins 1945.

39. HOLZAPFEL, M.: Triebbedingte Ruhezustände als Ziel von Appetenzhandlungen. Naturwissenschaften **28**, 273—280 (1940).

40. JACKSON, J. H.: Selected writings: Vol. I, p. 94 of John Hughlings Jackson. London: Staples Press 1931.

41. JANZEN, R.: Das Anfallgeschehen in der Neurologie. Dtsch. Z. Nervenheilk. **155**, 43—68 (1943).

42. — Das Anfallgeschehen in der Neurologie. Dtsch. Z. Nervenheilk. **155**, 1/2, 43—68 (1948).

43. — R. MAGUN und F. BECKER: Tierexperimentelle Untersuchungen über die Ausbreitung der epileptischen Erregung. I. Mitteilung. Dtsch. Z. Nervenheilk. **166**, 223—236 (1951).

44. — und E. MÜLLER: Tierexperimentelle Untersuchungen über die Ausbreitung der epileptischen Erregung. 2. Mitteilung. Dtsch. Z. Nervenheilk. **169**, 181—197 (1952).

45. — — und F. BECKER: Tierexperimentelle Studien über die Ausbreitung der epileptischen Erregung. 3. Mitteilung. Dtsch. Z. Nervenheilk. **172**, 259—274 (1954).

46. JASPER, H. H., and C. AJMONE-MARSAN: A stereotaxic atlas of the diencephalon of the cat. The national research council of Canada Ottawa **2** (1954).

47. JONES, B. A.: Some effects of sodium pentobarbital on food intake and hypothalamic electrical potentials of the albino rat. Unveröffentlichte persönl. Mitteilung.

48. JUNG, R.: Das Elektroencephalogramm und seine klinische Auswertung. I. Methodik der Ableitung, Registrierung und Deutung des EEG. Nervenarzt **12**, 569—591 (1939).

49. KAUTZKY, R., and E. STENGEL: Epilepsia partialis continua bei Läsion des Stirnhirns und des Thalamus opticus. Z. Neurol. (Berlin) **163**, 362—366 (1938).
50. KLEE, M. R., und H. D. LUX: Intracelluläre Untersuchungen über den Einfluß hemmender Potentiale im Cortex. Arch. Psychiatr. **203**, 667—689 (1962).
51. KOCH, E.: Die Irritation der pressoreceptorischen Kreislaufreflexe. Klin. Wschr. **11**, 225—227 (1924).
52. KOJEWNIKOW: Eine besondere Form von corticaler Epilepsie. Neurol. Zbl. **14**, 47—48 (1895).
53. KOPELOFF, L. M., J. E. BARRERA, and N. KOPELOFF: Recurrent convulsive seizures in animals produced by immunological and chemical means. Amer. J. Psychiat. **98**, 881—902 (1942).
54. —, J. G. CHUSID, and N. KOPELOFF: Chronic experimental epilepsy in Macacae mulatta. Neurology **4**, 224—228 (1954).
55. — Experimental epilepsy in the mouse. Proc. Soc. exp. Biol. Med. **104**, 500—504 (1960).
56. KORNMÜLLER, A. E.: Die bioelektrischen Erscheinungen der Hirnrindenfelder mit allgemeineren Ergebnissen zur Physiologie und Pathophysiologie des zentralnervösen griseum. Leipzig: G. Thieme 1937.
57. —, und R. JANZEN: Die Methodik der lokalisierten Ableitungen hirnbioelektrischer Erscheinungen von der Kopfschwarte des Menschen, ihre Begründung und Begrenzung. Z. ges. Neurol. Psychiat. **166**, 287—308.
58. KUGLER, J.: Elektroencephalographie in Klinik und Praxis, eine Einführung p. 32—34, Stuttgart: Thieme 1963.
59. LENNOX, W. G.: Epilepsy and related disorders, p. 11—38, Boston, Toronto: Little, Brown & Comp. 1960.
60. LOHMANN, R.: Zur Methodik hirnelektrischer Längsschnittuntersuchungen in chronischen unblutigen Tierexperimenten. Zbl. ges. Neurol. **171**, 3, 255 (1963).
61. MORELL, F., and A. FLORENZ: Modification of the freezing technique for producing experimental epileptogenic lesions. Elektroenceph. Neurophysiol. **10**, 187 (1958).
62. MORUZZI, G.: L'épilepsie experimentale. Paris: Herman et Cie, Edit. 1950.
63. OPENCHOWSKI, C.: Sur l'action localisée du froid, appliqué à la surface de la région corticale du cerveau. C. R. Soc. Biol. **5**, 38—43 (1883).
64. PACELLA, B. L., S. E. BARRERA und L. M. KOPELOFF: Electroencephalographic studies on monkeys with chronic Jacksonian seizures. Fed. Proc. **1**, 65 (1942).
65. —, KOPELOFF, N., BARRERA, S. E., and L. M. KOPELOFF: Experimental production of focal epilepsy. Trans. Amer. Neurol. Ass **67**, 155—157 (1944).
66. PAGNIEZ, PH., A. PLICHET et N. K. KOANS: L'épilepsie experimentale chez le cobaye suivant la technique de Brown-Séquard. Presse méd. **42**, 1176—1179 (1934).
66a. PATEISKI, K.: Die electroencephalographische Aktivierung bei Epilepsie unter Berücksichtigung von Mechanismen des Erregungsfanges. Wien. klin. Wschr. **69**, 38—39 (1957).
67. PEARSON, K.: The grammar of science. Part. 1. 3rd. ed. 1911.
68. PENFIELD, W., and H. JASPER: Epilepsy and the functional anatomy of the human brain, p. 13—19. Boston: Little, Brown & Comp. 1954.
69. POGGIO, G. F., A. E. WALKER, and J. A. ANDY: The propagation of cortical after-discharge through subcortical structures. Arch. Neurol. Psychiat. **75**, 350—361 (1956).
70. POPE, A., A. A. MORRIS, H. JASPER, K. A. C. ELLIOT, and W. PENFIELD: Histochemical and action potential studies in epileptogenic areas of cerebral cortex in man and in the monkey. Res. nerv. ment. Dis. Proc. **26**, 218—233 (1947).
71. REINOSO-SUAREZ: Topographischer Hirnatlas der Katze. Darmstadt: E. Merck AG 1961.
72. ROSE, M.: Die Topographie der architektonischen Felder der Großhirnrinde am Kaninchenschädel. J. Psychol. Neur. **45**, 264—276 (1933).
73. SAWA, M., and J. M. R. DELGADO: Amygdala unitary activity in the unrestrained cat. Electroenceph. Neurophysiol. **15**, 637—650 (1963).
74. SCHMALBACH, K.: Hirnelektrische und klinische Untersuchungen an Katzen mit chronischen epileptogenen Foci. Inaug. Diss. Köln, 1954.
75. —, und H. W. STEINMANN: Bioelektrische Untersuchungen an Tieren mit chronischen epileptogenen Läsionen. Dtsch. Z. Nervenheilk. **174**, 377—384 (1955).
76. — Erregungsmuster bei präzentralen Herden. Zbl. ges. Neurol. **140**, 16 (1957).

77. Schmalbach, K.: Die Bedeutung des Tierverhaltens in der experimentellen Epilepsieforschung. Zbl. Neurochir. **20** (1959).

78. — Behavior anomalies in chronic epileptic animals. Acta neurol. latinoamer. **5**, 7—15 (1959).

78 *a* — Herdaktivation durch Schlaf oder Medikamente. In Neurophysiologische Aspekte des Schlafes. München: Johann Ambrosius Barth, in Vorbereitung.

78 *b*. — Die Bedeutung von Hirnstammgebieten für experimentelle chronische Epilepsien. In Klinische Erfahrungen bei Hirnstammprozessen. Budapest: Kultura (in Vorbereitung).

79. —, E. Müller, M. Salazar-Munos, und W. Bushart: Synkopen und andere nicht epileptische Anfälle (Wert und Unwert von Provokationsmaßnahmen). Dtsch. med. Wschr. **87**, 2027—2030 (1962).

80. —, und H. W. Steinmann: Experimentelle Untersuchungen zur Kojewnikow-Epilepsie. Acta Neurochir. **6**, 175—185 (1958).

81. Scott, J. P.: Animal behaviour. Chapter 8: Social behaviour and social organization. Chicago: The University of Chicago Press 1958.

82. Sheer, D. E.: Electrical stimulation of the brain. Austin: University of Texas Press 1961.

83. Sokoljanski, G. G., und V. N. Kljucikov: Zur Klinik und Pathogenese des Kojewnikow-Syndroms. Z. Nevropat. i. E. d. **7**, H. 2, 21—29 (1952).

84. Spehlmann, R., O. D. Creutzfeld, und R. Jung: Neuronale Hemmung im motorischen Cortex nach elektrischer Reizung des Caudatum. Arch. Psychiatr. **201**, 332—354 (1960).

85. Speransky, A. D.: Grundlagen der Theorie der Medizin (deutsch von K. R. v. Roques). Berlin: Saenger 1950.

86. Steinmann, H. W.: Verhaltensänderungen und bioelektrische Erscheinungen bei Mandelkernreizungen der Katze. Dtsch. Z. Nervenheilk. **184**, 316—322 (1963).

87. — Über die Beziehungen zwischen Anfallerscheinungen und EEG-Veränderungen bei experimentellen Hirnläsionen. Dtsch. Z. Nervenheilk. **184**, 427—458 (1963).

88. — Diskussionsbemerkung am Kongreß: Epilepsiefragen, gesicherte Erkenntnisse und offene Probleme. Hamburg, April 1964.

89. —, und K. Schmalbach: Die Aktivierung von Krampfpotentialen bei Katzen mit chronischen epileptogenen Läsionen. Dtsch. Z. Nervenheilk. **174**, 83—88 (1955).

90. — — Tiefenableitungen bei Katzen mit chronischen epileptogenen Läsionen. Nervenarzt **27**, 374 (1956).

91. — — Tierexperimentelle Untersuchungen zur Anfallsentwicklung. Dtsch. Z. Nervenheilk. **183**, 187 (1961).

92. Strauss, H., and W. E. Rahm: Effect of Metrazol injections on electroencephalogram. Psychiatr. Quart. **14**, 43—48 (1940).

93. —, and C. Landis: Metrazol convulsions and their relation to epileptic attack. Proc. Soc. exp. Biol. Med. **38**, 369—370 (1938).

94. Symposium on Reflex mechanisms in the genesis of epilepsy. Epilepsia IV **3**, 209—468 (1962).

95. Tempkin, O.: The falling sickness, a history of epilepsy from the Greeks to the beginnings of modern neurology. Baltimore: Johns Espkins Press 1945.

96. Többel, F., und G. Schaltenbrand: Beitrag zur Frage der Lokalisation und Entstehung des Kojewnikow'schen Syndroms. Nervenarzt (Berlin) **18**, 501—505 (1947).

97. Tower, D. B.: Neurochemistry of epilepsy, p. 3—8, Springfield: Ch. E. Thomas 1960.

98. Verworn, M.: Erregung und Lähmung. Jena: Gustav Fischer 1914.

99. Vigouroux, R. P.: Physiologie du rhinencéphale non olfactiv. These. Marseille: Ed. Charbonnier 1959, p. 164.

100. Visser, G. L.: The reactivity of alumina cream foci in rabbits. Electroenceph. Neurophysiol. **14**, 747—750 (1962).

101. Wada, J. A., and L. R. Cornelius: Functional alterations of deep structures in cats with chronic focal irritative lesions. Archr. Neurol. **3**, 425—447 (1960).

102. Walshe, F. M. R.: Critical studies in neurology. Edinburgh: E. & S. Livingstone Ltd. 1948.

Sachverzeichnis

Ableitung nach Cardiazolaktivation 59, 60
— am Tage erster Kojewnikow-Reaktionen 61
Acrylharzhaube 10
Aktivationen 8, 30, 31, 36
Akute Versuche 67
Al-Ammoniumsulfatgel 2
Ammonshörner 36
Amygdala-Formation 58
Amygdalareize 68
Anfallbeschreibungen bei Katzen 19 ff.
Anfallentwicklung 12
Anfallremissionen 25, 28
Anfälle und Seitenlokalisation 25
Angst und Anfälle 30
Antiepileptische Behandlung 5, 6, 12
Arthus-Phänomen am Hirn 2
Aufspannen der Tiere 9
„Ausbrennen des Focus" 28

Biologische Versuche 16
Brazier's Postulat 4
Bremsmechanismus 69

Cardiazol 26
— in der Tierreihe 31
Cardiazolaktivation 36, 59
Carotissinusdenervation 2
Caudatumreizungen 68
Cerebrale Inhibition 69
Chloräthylvereisung und epileptische Reaktionen 3
Chronischer Reiz und klinische Epilepsieforschung 2
Cortexableitungen 36
Corticogramm nach klinischer Remission 63

Datenschlüssel 32
Dauerelektrodenverträglichkeit 14
Diskussion 67
Dokumentation 10

EEG-Befunde 31
— -Gerät 7
Eigenarten des motorischen Cortex 29
Einleitung 1
Einzelverläufe bei Herdkatzen 16 ff.
Elektroden 7
Elektrodenkontrolle 10, 11
Elektrodentier mit Wurf 17
Elektroreizungen 67
Encephalomyelitis und Epilepsie 5
Entwicklung epileptischer Reaktionen 16
—, historische 1
Ethologische Untersuchungen 10
Epikrisen menschlicher Fälle 4
Epilepsia partialis continua 4
Epilepsie, nach Kobalt 3
—, nach Penicillin 3
—, parasitär verursacht 2
—, subcortical verursacht 3
—, Temporallappen- 2
Ergebnisse 12
Erregungsfang 40
Ethologische Untersuchungen 15

Feldeigenreaktionen 9
Feldeigenströme 4
Fesselung des Versuchstieres 4
Fixation im Kopfhalter 67
Focusdosimetrie 12
Focusgröße 12
Focuslokalisation 26
— bei Kojewnikow-Syndromen 67
Freibewegliche Tiere 8
Frühepilepsie, traumatische 3
Funktioneller Focus 67
„Funktionskreise" 58
Funktionszusammenhänge 58

Geburt und Anfall 30
Generalisierte Anfälle beim Menschen 4
Grundleiden 68

Hemmechanismen 69
Hemmungspotentiale 68
Herd-Anfall Latenzen 13
Herdabtragung 3
Herdapplikation 10
Herdexstirpationsversuche 2
Hippocampusreizungen 68
Histochemie des Focus 3
Hunger und Anfälle 30
Hydantoin und Kojewnikow-Syndrom 5
Hippocampus 35, 36

Irritative Noxe 67
Isolierte Reaktion 58, 63
— Spitzenformation 58

Jackson-Anfall 6
Jacksonscher Anfallbegriff 29

Kindliche Anfälle 5
Klinische Probleme 4
Kojewnikow-Anfälle 55
Kojewnikow-Epilepsie 29
Kojewnikow-Syndrom 26, 67
— bei Diabetes 6
— bei Fibrosarkom der Lunge 6
—, Hydantoinwirkung auf 5
— des Menschen 4
— bei Multipler Sklerose 5
— bei Nachblutung 5
— nach Schädelhirntrauma 5
Krampfspitzen 49
Kurve in Anfallphase 66
— am Tag nach Herdsetzen 64
— 2 Tage vor Anfallausbruch 65

Limbischer Cortex 29, 68
Lokalisation corticaler Elektroden 40

Meningocorticale Narbe 28
Metronomklicks 35
Mikrominiaturstecker 7
Morphologisches Substrat 67
Multielektroden 7

Nachlassen klinischer Anfälle 55, 58
Nichrome-Draht 7
Normalkontrollen 7, 35
Normalphänomene 55, 56
Normaltier 35
Nucleus caudatus 36, 49

Paladur 10
Penicillin am Hirn 3
Perfusion des Seitenventrikels 68
Persistieren pathologischer Potentiale 49
Phänomenologische Beobachtungen 69
Phenobarbital beim Kojewnikow-Syndrom 5
Photostimulationen 32
Primäreigenschaft des senso-motorischen Cortex 67
Provokationsmethoden 27

Rattenepilepsie, nach Kobalt 3
Reaktionspotentiale 35, 56
Reflexepilepsie des Meerschweinchens 2
„rindenbedingt", Kojewnikow-Syndrom 67
Rückbildung epileptischer Reaktionen 19

Schlafaktivität 58
Schlafspindeln 32
Schlafuntersuchungen 32 ff.
Seitendiagnostik und Aktivation 30
Seitendifferenzen 33
Seitenmanifestationen 17, 19
Sekundärhemmung 67
Sistieren der Anfälle 68
Spätepilepsie, traumatische 3
Speciesunterschiede 13, 14, 15
Spitzenpotentiale 36
— während Schlafspindeln 33
Spontanremission 28
Status epilepticus 12, 68
Stecker-Buchsenanlage 7, 8
Stress und EEG 8, 9
Subcorticaler Anfall 57
Suppression epileptischer Phänomene 33

Tageszeitliche Zusammenhänge des Anfallauftretens 30
Temperatur der Versuchsräume 9
Tierexperimentelle Untersuchungen 6
Tierhaltung 9
Tiermaterial 6
Tonuserhöhung 27
Tubocurarin 68
Tuchel-Kontakte 8
„typische" Anfälle 29

Ursachen der Krampfanfälle 29

Vereisungsepilepsie 3
Verlaufsuntersuchungen 13
Verwornsches Gesetz 68

Wurf und Anfälle 30

Zeckenencephalitis 67

Herstellung: Konrad Triltsch, Graphischer Betrieb, Würzburg